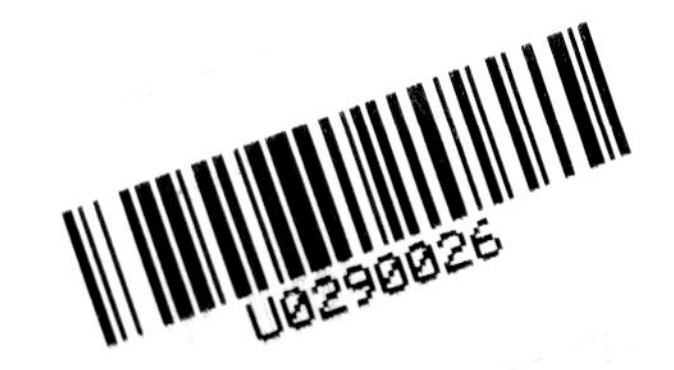

纪念版

THE SHYNESS AND SOCIAL PHOBIA WORKBOOK

羞涩与社交焦虑

【加】马丁·M.安东尼 / Martin M.Antony
理查德·P.斯文森 / Richard P.Swinson ◎著

王鹏飞 李桃◎译

重庆大学出版社

版贸核渝字（2008）第 102 号

图书在版编目(CIP)数据

羞涩与社交焦虑/(加)安东尼(Antony,M.M.),
(加)斯文森(Swinson,R.P.)著;王鹏飞,李桃译.—重庆:
重庆大学出版社,2013.8(2016.11 重印)
(心理自助系列)
书名原文:Shyness and social phobia workbook
ISBN 978-7-5624-7650-4

Ⅰ.①羞… Ⅱ.①安…②斯…③王… Ⅲ.①焦虑—自我控制—通俗读物②心理交往—社会心理学—通俗读物
Ⅳ.①R749.7-49②C912.1-49

中国版本图书馆 CIP 数据核字(2013)第 181476 号

羞涩与社交焦虑
Xiuse yu shejiao jiaolü
(加)马丁·M.安东尼 理查德·P.斯文森 著
王鹏飞 李 桃 译
责任编辑:王 斌 敬 京 版式设计:王 斌
责任校对:朱 强 责任印制:赵 晟
*
重庆大学出版社出版发行
出版人:易树平
社址:重庆市沙坪坝区大学城西路 21 号
邮编:401331
电话:(023) 88617190 88617185(中小学)
传真:(023) 88617186 88617166
网址:http://www.cqup.com.cn
邮箱:fxk@cqup.com.cn (营销中心)
全国新华书店经销
重庆市国丰印务有限责任公司印刷
*
开本:720mm×1020mm 1/16 印张:13.25 字数:217千
2013 年 8 月第 1 版 2016 年 11 月第 2 次印刷
ISBN 978-7-5624-7650-4 定价:38.00 元

导　言

羞涩和社交焦虑普遍存在。在公众面前演讲时或与他人谈话时，几乎每个人都会时不时地感到紧张或焦虑。我们总想知道自己陈述得好不好，初次约会有没有给对方留个好印象，或者面试工作时有没有让面试官耳目一新。事实上，即使是常年在公众面前亮相的名人，听说也时不时会非常害羞，包括影星哈里森·福特、米歇尔·菲佛、妮可·基德曼，歌星玛丽·翠萍·卡朋特、大卫·鲍伊，脱口秀主持人大卫·莱特曼，2007 年“美国偶像”冠军凯莉·安德伍德。也有媒体报道称，像芭芭拉·史翠珊、卡莉·西蒙和多尼·奥斯蒙德这样的知名音乐人也常受表现性焦虑的困扰。甚至电台节目主持人霍华德·斯特恩都说自己走出演播室的保护圈之后会极腼腆（仅供参考，其他害羞的名人信息请见 www. shakeyourshyness. com/shypeople. htm.）。

从轻微到完全失控，羞涩和社交焦虑的程度不一。在极个别情况下，社交焦虑会让人无法正常交友、工作，甚至无法置身于公共场合。不管你的社交恐惧症严重与否，本书中所描述的策略都会有效地帮你解决社交焦虑问题。

我们建议你在阅读本书时按照各章节的先后顺序依次读下去。前几章旨在帮助你认识社交焦虑的性质，以及如何测评自己的社交焦虑。然后我们再讨论不同疗法的利与弊，帮你在现有的治疗方案里做出选择。接下来的几章详细讨论了各种疗法，包括药物治疗、改变焦虑想法的认知疗法、直面恐惧情境的暴露训练，还有如何调整交流技巧和表现技巧。本书最后一章介绍了一些保持疗效的策略。

本书和其他的自助书籍在很多方面都有不同。你在市面上能找到的很多关于社交焦虑和羞涩方面的书中，这是第一本以做练习的形式写成的书，书中有很多练习和训练，旨在让你学会克服羞涩和社交焦虑的一些基本策略。我们建议你把书中所有的空白表格都填上。另外，把个人需要的表格复印下来，以便未来几个月里可以继续使用。

本书之所以和其他很多书不同，还在于我们推荐的这些策略都已在精心设计的临床研究中被广泛调查过。在致力于帮助人们更有效地应对自身焦虑之余,我们还积极投身到对焦虑的性质和治疗的研究当中。我们已经得到确认,当本书中所描述的技巧应用在临床治疗中时,病人的社交和表现焦虑症状普遍明显减弱(Rodebaugh, Holaway 和 Heimberg,2004)。实际上,我们采用的都是已经在治疗中被证明有效的策略,而且我们已经把它们改成了适合自助治疗的模式。最近也有调查显示,我们的自助疗法(参照本书第一版)同样能有效减少社交焦虑症状(Moore, Braddock 和 Abramowitz,2007)。这本手册可独立使用,也可在定期拜访专业医师时配套使用。事实上,撰写此书的动机之一就是要让我们自己的患者能在治疗进展过程中有一个好的参考。

根据社交焦虑和治疗方面的最新科学知识与参考资料,本书再版时已彻底更新(例如,关于社交焦虑的遗传基础那一小节现在包括了对人类基因组计划的探讨,这个计划在第一版出版时还未完成)。有关药物治疗的章节也进行了修订,添加了最近研究的社交焦虑药物治疗方面的最新信息。之前不清楚或不再适用的一些小节已经完全重写。我们又添加了很多新的案例,并且更新、简化了一些表格和日记。我们还添加了一些新的小节,包括对提高治疗动机策略的探讨,以及供社交焦虑症患者的家人和朋友阅读的小节。

克服羞涩和社交焦虑这段旅程可能并不轻松。恐惧焦虑的某些方面会较容易、较快地被克服,而其他方面则不尽然。同时,每前进两三步,你可能就会感觉又退后了一步。不过,本书中所描述的技巧已被证明能缓解大多数持之以恒的患者的社交和表现恐惧。只要不懈努力,这些策略将给你的人生带来极大的、积极的改善机会。

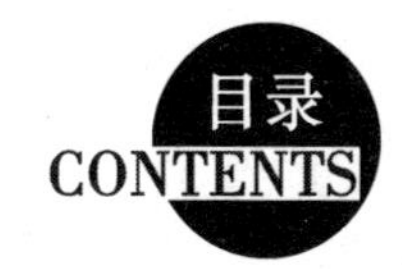
目录
CONTENTS

第 1 部分

了解社交焦虑

- 1. 羞涩和社交焦虑
- 2. 为什么会焦虑
- 3. 了解社交焦虑

1. 羞涩和社交焦虑

瑞秋今年26岁,在一家小书店做经理助理。有人建议她到我们的"焦虑治疗与研究中心"来寻求帮助,因为对于即将到来的婚礼她感到十分焦虑。瑞秋不是害怕结婚;事实上,她一直期待着和自己的丈夫一起生活。她怕的是婚礼本身。她不敢想象自己面对那么多人会是什么样子。而事实上她之前已经两次推迟婚礼,就是因为害怕成为众人目光的焦点。

瑞秋的焦虑不仅仅是对婚礼的害怕。她说她一直都很害羞,甚至在很小的时候就如此。上高中的时候,面对周围人群时的极度焦虑已经影响到了她的学校生活。她觉得同学会认为她无聊或是无趣,或者会发现她的焦虑从而认为她无能。典型的表现就是瑞秋在学校总是避免做口头报告,还不去上她觉得同学们会观察或是评判她的表现的课(比方说体育课)。有时候她甚至会为了不在全班同学面前做口头陈述而申请特许只交一篇书面文章。尽管是个优等生,她在课堂上却很安静,很少问问题或是参与课堂讨论。

整个大学期间,瑞秋都觉得很难交到新朋友。虽然大家都喜欢跟她在一起,也经常邀请她参加派对和其他社交活动,但她很少接受邀请。她有一长串的借口来逃避与其他人接触。只有和家人及一些老朋友在一起时她才觉得自在,但是除了这些人,其他任何人她通常都会回避。

大学毕业后,瑞秋开始在一家书店上班,不久就被提升为经理助理。她总能很轻松地和店里的顾客打交道。渐渐地,她和同事说话也变得更自在了。然而,她还是避免和其他员工一起吃午饭,也从不参加任何社交活动,包括公司的年终聚会。

不管之前社交焦虑如何干扰瑞秋的学习、工作和社交生活,多年以来她和这种焦虑都相安无事。直到这种焦虑妨碍她举办她和其未婚夫想要的那种婚礼时,她才决定寻求帮助。

瑞秋的故事和其他同样有社交焦虑症的人大同小异,他们都极度害羞,害怕抛头露面。她所讲述的这种焦虑的想法和行为跟其他有社交焦虑的人描述的差不多。在我们中心做过测评以后,瑞秋开始了十二疗程的认知行为治疗,并渐渐学会了更有效地处理自己的焦虑情绪。治疗结束时,她对社交场合的回避明显减少了,对以前让她非常焦虑的场合也适应多了。

认知行为治疗包括:(1)辨认出让人有消极感觉(比方说焦虑)的思维模式和行为;(2)教会人们一些新的思维和行为方式,更好地控制焦虑。本书介绍了在社交焦虑的认知行为治疗中普遍采用的一些策略。然而,就像我们开始针对个人进行治疗那样,在学习探索这些策略之前,我们将在本章首先对恐惧和焦虑,尤其是社交焦虑的性质有个总体的了解。

焦虑、忧虑、恐惧和恐慌

人人都知道害怕是什么感觉。恐惧是人的一种基本情感。人的恐惧感在很大程度上是由大脑的一个被称为"边缘系统"的区域所控制。"边缘系统"包括大脑的一些最深最基本的结构——很多"进化不完全"的动物也具有这种结构。实际上我们有理由相信,大多数(即使不是所有的)动物都会有恐惧情绪。当面临危险时,大多数生物体都会显示出独特的行为模式,而通常这些"恐惧的"行为包括攻击或逃跑。因此,当我们直面险情时所感受的强烈情感通常被称作"打或逃"反应。

尽管很多人把"焦虑"、"恐惧"二词交换使用,但研究情感的行为科学家给这些术语及其他相关术语赋予了一些稍稍不同的意义。焦虑是一种未来导向的畏惧感或忧虑感,并连带着一种世事难控又难料的感觉。换句话说,当一个人感到一件负面事件即将发生而又无能为力去阻止其发生时,这种令人心烦的感觉就是焦虑。

感到焦虑的人就会对可能发生的危险反复凝思和沉思。对即将发生的负面事件的凝思趋向被称为忧虑。焦虑也连带一些不适的生理反应,比方说激动(例如流汗和脉搏加快)、紧张(例如肌肉僵硬),还有疼痛(例如头痛)。

毫无疑问,过度焦虑会干扰个人表现;然而,适度的焦虑实际上对人是有益的。如果你在任何情况下都从未感到一丝焦虑的话,那你可能就不会预先去做一些事情,而这些事情是你必须得做的。如果你不在意后果的话,那你为什么还要按时完成作业,穿得漂漂亮亮去约会,还有要吃健康的食物呢?从某种程度上来讲,正是焦虑激励我们要努力工作,迎接挑战,并保护自己不受各方面威胁。

和焦虑相比,恐惧是当人们直面真正的或想象中的危险时所产生的一种基本情感。恐惧会引起突然的、强烈的生理惊慌反应,这种反应实质上只有一个目的——让人尽快从危险中逃脱。当人感到恐惧时,机体会“使用加速挡”来确保既迅速又利落的逃脱。心跳加快、血压增加,将血液传输到大块的肌肉中去。呼吸加快以提高全身氧气循环。出汗是为了让体表凉却并让机体更高效地运行。事实上,所有这些激动和恐惧的表现都是为了得以逃离危险,以求生存。

急性恐慌是用来描述强烈的恐惧感的临床术语,即使危险实际上根本不存在。人所害怕的特定情境可能会触发恐慌(例如做口头报告、站在高处、看见蛇)或是有时莫名地产生恐慌,即使根本没有任何明显先兆。本章的后面部分我们将对此做更详细的讨论。

总之,恐惧是一种对即时危险的情感反应,而焦虑是对未来威胁的一种忧惧状态。例如,担心一周后要做口头陈述报告是焦虑的表现,而在做报告的过程中所感受的一阵阵激动或亢奋通常是恐惧的表现。

以下是需要记住的几点:

1. 焦虑和恐惧是人人都时不时会经历的正常情感。

2. 焦虑和恐惧都是暂时的。即使你感觉它们会永远持续下去,但随着时间的推移,总是会减少的。

3. 焦虑和恐惧有一个有益的功能,就是让你对未来的威胁做好准备,并保护你远离危险。所以,你的目标不应该是摆脱一切恐惧和焦虑,而应该是将焦虑减少到一定程度使其不再明显干扰你的生活。

什么是社交情境?

任何你和其他人一起出现的情境都是社交情境。社交情境包括那些需要和其他人打交道的情境(通常被称作人际情境),也包括当你成为大家关注的焦点或是有可能被其他人注意到时的情境(通常被称作表现情境)。有高度社交焦虑症的人可能会害怕的人际情境和表现情境包括:

人际情境:

- 邀请某人外出约会
- 和某权威人士谈话

- 挑起或维持一段对话
- 去参加派对
- 邀请朋友到家共进晚餐
- 认识新人
- 打电话
- 表达个人意见
- 参加工作面试
- 直言(例如当自己不愿做某事时说“不”)
- 到商店退货
- 在餐馆退食物
- 做眼神交流

表现情境:

- 做演讲
- 在大会上发言
- 做运动或参加健身
- 在众人面前钢琴独奏
- 工作时有人看着你
- 在某人的语音信箱里留言
- 结婚
- 在台上表演
- 在别人面前大声朗读
- 在别人面前吃东西或喝东西
- 和其他人共用公共卫生间
- 写字时有人看着你(比方说在公共场合填表)
- 在公共场合犯错(比方说跌倒、掉钥匙等)
- 在熙熙攘攘的街道上或其他公共场合行走或慢跑
- 对一群人做自我介绍
- 在人很多的店里购物

什么是社交焦虑?

社交焦虑是指在社交情境中的紧张或不适,通常是因为害怕会做令人尴尬的或愚蠢的事，会给别人留下不好的印象，或是会被别人严厉地评判。对很多人来说，社交焦虑只局限于某些种类的社交情境。例如，有些人在正式的工作情境中会非常不适，比如做口头报告和参加会议；但在较随意的情境中却很自在，比如参加派对和跟朋友交往。其他人可能表现出完全相反的模式，在正式的工作情境中比在无组织的社交聚会中更轻松。实际上，听说某位名人在很多观众面前落落大方，在进行一对一的谈话或与少数几个人交流时却害羞紧张，这一点也不稀奇。

社交焦虑的强度和所害怕的社交情境的范围因人而异。例如，有些人经历的恐惧还可以控制，而其他人会被强烈的恐惧完全压倒。对某些人来说，恐惧只限于单个社交情境（比方说共用公共卫生间，做公共演讲），而对其他人来说，社交焦虑几乎在所有社交情境中都会发生。

社交焦虑与一些常见的性格特点有关，包括羞涩、内向和完美主义。在某些社交情境中，害羞的人通常会觉得不自在，尤其是当他们需要和他人打交道或需要见不认识的人的时候。和外向或开朗的人相比，内向的人在社交情境中往往会更安静、更内敛并可能更喜欢独处。然而，内向的人在社交时不一定会焦虑或恐惧。而有完美主义特点的人往往趋向于给自己设定很难或不可能实现的过高标准。完美主义会导致人们在公共场合感到焦虑，因为害怕其他人会发现他们的“瑕疵”并对他们做出负面的评判。在本章的后面部分我们会再次讨论完美主义。

社交焦虑有多普遍？

我们很难准确评估社交焦虑的普遍程度，因为不同的研究往往会给社交焦虑下不同的定义，就焦虑对人们进行访谈时往往使用不同的问题。不过研究者们一致发现，羞涩和社交焦虑是常见的经历。例如，在对全美及其他各国的1 000多人的调查中，心理学家菲利浦·津巴多，和他的同事们发现被访问的人中有40%认为自己当前有惯常的羞涩症，已成为一个问题。另外40%的人认为自己以前比较害羞。还有15%的人认为自己在某些情境中会害羞。而只有5%的人认为自己从不害羞。更近的调查显示，或许羞涩的普遍程度甚至更高。

研究者还研究了社交焦虑失协症（与极度社交焦虑相关的症状，见本章后面部分）的普遍程度。在最近发表的一个对9 000多美国人做的调查中，大约有 12% 的人报告说，他们一生中的某些时候有需要接受社交焦虑失协症诊断的一些症状。事实上，在这次调查中，研究者们发现社交焦虑失协症是第四大常见的心理问题，仅次于抑郁症、酗酒和特定恐惧症（比方说对小动物、血、针、高处、飞行等的恐惧症）。也有其他研究者发现社交焦虑失协症的普遍程度低于 12%，但几乎所有的研究都确定社交焦虑失协症是个普遍问题。

男性与女性的区别

尽管大多数研究发现社交焦虑失协症在女性中比在男性中要稍微普遍些，但是其实羞涩和社交焦虑在两性中都是常见的。对于为何女性比男性更害怕社交情境，有以下多种可能的解释。第一，有可能男性其实在社交情境中的焦虑比他们愿意承认的要多。例如，对其他恐惧症的研究证明，男性低估了自己恐惧的程度。而且在西方社会，女性在社交方面可能通常被认为比男性更活跃。因此，男性可能会比女性更容易回避某些社交情境，也就会因为不出席某些场合而避免遭到别人的纠缠，同时在日常生活中也就不会从别人那儿感受到那么多的社交压力。

男性和女性害怕的社交情境种类可能也有不同。有研究发现，有社交焦虑失协症的男性比女性更害怕使用公共卫生间和到商店退货，而有社交焦虑失协症的女性比男性更害怕跟权威人士说话，做公共演讲，成为大家注意的焦点，表达不同意见和参加派对等。

文化差异

跨文化评估社交焦虑是比较有挑战性的，因为在一种文化中社交焦虑的表现可能在另一种文化中有非常不同的含义。例如，有些文化可能认为不做眼神交流是羞涩或社交焦虑的标志，而其他文化却常把避免和别人眼神接触看作是尊重对方的恰当表现。至于对话中停顿和静默的使用，跟对方恰当的身体距离和适当的声调，文化和文化之间也存在差异。

尽管跨文化评估社交焦虑有困难，研究常常表明在不同种族中社交焦虑和羞涩是普遍存在的。然而值得注意的是，在美国和加拿大，寻求社交焦虑失协症治疗的大多数人往往是白人并有欧洲血统。尽管非白人和没有欧洲血统的人同样会有社交焦虑方面的问题，但他们去寻求专业心理健康帮助的可能性却小得多。

社交焦虑如何影响人们的生活

这一节我们将讨论人的社交焦虑如何影响社会关系、工作和学习，以及其他日常活动。读完每一小节，都请花一点时间思考你的社交焦虑是如何影响你的每一个生活领域的，然后在提供的空白处描述一下。

社会关系

社交焦虑会让人难以建立和维持健康的社会关系。它会影响社会关系的所有层面，即从与陌生人打交道、泛泛之交的关系到与家人及其他重要的人的关系。对很多人来说，即使是最基本的社会交往形式（比方说闲聊、问路、跟邻居打招呼）都很难。对这样的人来说，约会或许完全不可能。在与更熟悉的人（比方说密友和家人）打交道时，社交焦虑可能更好控制——但也不总是如此。对一些人来说，关系越密切，焦虑实际越多。而且，社交焦虑会妨碍已有的关系，尤其是当对方想要在更正常的基础上与其交往时。下面的案例将阐明社交焦虑是如何给一个人的社会关系产生负面影响的。

- 威廉从未和女孩儿交往过。尽管有人有兴趣和他约会，他却总是找借口不去，还经常不回对方电话。威廉很想谈恋爱，但就是没有勇气迈出第一步。

- 辛蒂和工作上的男同事相处甚安，还有好几个经常来往的男性朋友。然而，当和男性的关系更近一步时，她却越来越担心对方会发现“真实的”辛蒂从而排斥她。她结束过几段与男性的关系，就是在他们的关系正要更进一步时。

- 杰瑞经常和女友吵架，因为他不愿意和她的朋友们一起玩。尽管刚开始约会时他就十分害羞焦虑，最近他的社交焦虑又给他们的关系施加了更多压力。因为他的焦虑，他俩经常独处，虽然他女友很想和他成双成对地和别人打交道。

- 诺姆近些年来渐渐失去了很多朋友。念完高中之后，他和他的好朋友们曾一度保持联系。然而，因为焦虑，他经常害怕回他们的电话，而且几乎从不接受他们的聚会邀请。最后，他的朋友也就不再给他打电话了。

- 艾莉森的室友经常到半夜还把音乐声开得很大，让她无法入睡。

尽管感到很不满很生气，艾莉森还是没有叫她室友把声音关小，因为她害怕自己会措辞不当或者她室友会觉得她是个傻瓜。

- 当和不怎么熟的人说话时，朱莉娅往往声音很小，和对方保持距离并且避免眼神接触。结果，同事们就开始不理她，也不再邀请她一起吃午饭了。

请在下面空白处记录社交焦虑如何影响你的友谊及社会关系。

____

____

____

教育和事业

严重的社交焦虑可能会影响到一个人的学习和工作。它会影响你在学校选修哪种课以及你会接受哪种类型的工作。他还会影响你的工作表现以及你对学习或工作的乐趣。请思考下面的案例：

- 那文拒绝了一次承担重大管理责任的工作提升，包括主持每周的员工大会和员工培训。尽管晋升后他的工资会大幅度上涨，但是那文害怕在人前讲话，他甚至不敢想象自己会主持那个一周一次的例会。
- 鲁思大学三年级的时候辍学了。大一和大二的时候，鲁思还可以在人数众多的大班里装隐形人。然而，大三的时候班变小了，她觉得上课越来越有压力。她开始逃课并最终离开了学校。
- 里奥纳多每天都害怕去上班。他害怕和同事说话，并不惜一切代价避免和老板说话。虽然他从不翘班，但里奥纳多把必须和别人说话的时间控制到最少。他几乎不休息，因为害怕其他人会邀请他一起吃午饭或是和他一起休息。
- 谢丽尔已经失业两年了。尽管她经常注意一些她可能喜欢的工作机会，但一想到要经过正式的面试，她就望而却步了。好几次因为社交焦虑，她没能去参加预约好的工作面试。
- 公司的人觉得詹森假正经。他总是很严肃，几乎不和其他人说话。即使有人问他问题，他也往往只回答一两个字。事实上他不是假正经，只是他和公司的人在一起的时候就很害羞、很焦虑。

请在下面的空白处记录社交焦虑如何影响你的工作或学习。

____

____

____

其他日常活动

几乎任何需要和他人打交道的行为都会受社交焦虑的影响。下面的例子将说明哪些情境和活动是社交焦虑的人通常难于融入的。

- 丝塔避免星期六去逛街，因为商店里人太多了，她害怕别人看她。事实上，有时只是走过一条热闹的街道对她来说都很难。
- 迈克尔屏蔽所有电话。用电话和别人说话的时候他很焦虑，因为他觉得和面对面的交流相比，打电话的时候更难了解对方的反应。
- 卡琳达已经不去健身房了。她越来越觉得在其他人面前锻炼身体给她造成了太多焦虑。她现在在家里锻炼，这样就没人能看见她了。
- 里德发现他刚买的毛衣上面有个小洞。虽然他之前从没穿过那件毛衣，原来的标签也都齐全，可他就是不敢去退，因为他害怕在售货员面前看起来傻乎乎的。

请在下面的空白处记录社交焦虑如何影响你的日常生活。

____

____

____

社交焦虑失协症（社交恐惧症）

当社交焦虑变得极其严重时，就可能发展成社交焦虑失协症。社交焦虑失协症（也称社交恐惧症）是被列在《精神疾病诊断和统计手册》第四版（简称DSM-IV-TR；精神病学协会，2000）中严重的焦虑症之一。《精神疾病诊断和统计手册》是心理健康医生确认和诊断各种心理问题的使用指南。《精神疾病诊断和统计手册》中的诊断部分没有对社交焦虑失协症的起因做详细说明。相反，列在本手册中的焦虑症只是对干扰和影响人们生活的行为和经历的简单描述。总之，是对情绪和心理问题的一个分类。

尽管有充分的证据表明生理功能障碍会诱发一些精神疾病（比方说精神

分裂症、老年痴呆症），但对其他精神疾病来说，这方面的证据却不那么充分。从一些严重的精神疾病到很多人认为只是“坏习惯”的问题都被列在了《精神疾病诊断和统计手册》里。事实上，《精神疾病诊断和统计手册》甚至囊括了诸如尼古丁依赖、时差或换班造成的睡眠障碍等问题。

你的焦虑症状符合社交焦虑失协症的诊断标准并不意味着你就生病了或是精神上有问题。但这确实意味着你正在经历社交焦虑，并且已经达到干扰或影响你各方面运作的程度。记住，几乎所有人都会时不时地经历社交焦虑、羞涩或表现焦虑。有社交焦虑失协症的人所经历的社交焦虑和大多数人经历的焦虑想法和行为是同种类型的。不同的是有社交焦虑失协症的人更频繁地经历更强程度的社交焦虑，并且通常比没有社交焦虑症的人有更广泛的焦虑情境。庆幸的是，本书里所讨论的疗法对社交焦虑失协症有极其良好的疗效。

社交焦虑失协症的诊断标准

当一个人对一种或多种社交或表现情境有强烈且持久的恐惧时，才需要社交焦虑失协症的诊断。比较典型的是，其恐惧就像被别人搜身或做了让人尴尬或丢脸的事情时所产生的焦虑那样。另外，这种恐惧必须影响其个人或对其生活有重大干扰。换句话说，如果一个人对做公共演讲有强烈恐惧，但他不需要在人前讲话并且不在乎有这种恐惧，他就不用接受社交焦虑失协症的诊断。然而，如果一个需要在人前讲话的人（比方说一名学校教师）害怕公共演讲并且符合一切诊断标准，那他可能就有社交焦虑失协症。

社交焦虑通常是其他问题的表征。例如，有进食障碍的人可能在别人注意到他们异常的饮食习惯时感到紧张。有强迫症而过多洗手的人会避免跟人接触，因为他们要么害怕被别人传染疾病，要么害怕别人注意到他们的强迫症症状（比方说频繁洗手，被洗得红红的双手，等等）。在这些例子里，社交焦虑被视作其他问题的一部分，而非社交焦虑失协症本身。社交焦虑失协症要被诊断为一个独立问题，一定是与现存的其他任何问题不相关，并且很严重。例如，此人可能害怕自己看起来傻乎乎的，害怕别人觉得自己很无趣，害怕在人前犯错误——远远超过害怕别人发现他的强迫性行为或异常的饮食习惯。

诊断社交焦虑失协症是一项复杂的任务。这一小节里概述的信息让你大概了解了心理健康专家是如何将社交焦虑失协症与其他不同类型的问题区分开来的。然而，要进行自我诊断，这些信息可能不够。如果你想确认自己的症状是否符合社交焦虑失协症的诊断标准，我们建议你去拜访有经验的、擅长评估焦虑症的精神科医生或心理学家。

不幸的是，对于某个症状是否满足某一具体精神疾病的诊断标准，专家们甚至有时也很难达成共识。对很多人来说，《精神疾病诊断和统计手册》里概述的标准并不像我们希望的那样置之四海而皆准，这就让诊断尤其富于挑战性。庆幸的是，选择有效治疗不是总需要确切的诊断。不管你的症状是否完全满足社交焦虑失协症的诊断标准，本书里描述的策略对战胜羞涩和表现焦虑都是有效的。

诊断社交焦虑失协症时值得注意的最后一点是，如果某人的症状满足社交焦虑失协症的所有诊断标准，而且此人对几乎所有社交情境都感到恐惧，那么此人就患有广泛性社交焦虑失协症。

社交焦虑的三大组成部分

为了定义羞涩，切克和沃森对180例害羞的人做了一个调查，调查他们羞涩和社交焦虑的类型。84%的受试者对调查的反应分为三类：社交焦虑的生理方面（不舒服的感觉和反应），社交焦虑的认知方面（焦虑的想法、预期和预测）和社交焦虑的行为方面（回避社交情境）。

社交焦虑的认知行为疗法鼓励人们根据这三大成分来思考自己的社交焦虑。换句话说，当你感到焦虑时，你应该注意到自己的所感、所想和所为。把你的社交焦虑分解成这三个组成部分有助于使你感觉这个问题不那么来势汹汹，并为使用本书里叙述的疗法做好准备工作。

社交焦虑和生理反应

社交情境中的焦虑通常和一系列的生理唤醒症状有关，而这些生理反应中的一部分可能本身就会造成恐惧和焦虑。例如，社交焦虑越来越强的人通常最害怕自己焦虑的症状被别人注意到，比方说手抖、出汗、脸红、声音发颤。社交情境中你可能经历的生理反应包括：

- 心跳加快或加剧
- 呼吸困难或有窒息感
- 头晕或头昏
- 吞咽困难、有哽咽感或感觉喉咙上有“肿块”
- 颤抖（例如，手、膝盖、嘴唇或整个身体）

- 脸红
- 恶心、腹泻或胸口憋闷
- 过度出汗
- 声音颤抖
- 流泪、爱哭
- 注意力不集中或忘记自己想要说什么
- 视力模糊
- 有麻木和刺痛感
- 感觉不真实或被分离
- 肌肉紧张或疲软(例如,腿站不稳、脖子发酸)
- 胸疼或胸部肌肉紧张
- 口干
- 时冷时热

社交焦虑的人在焦虑时所感受到的这些生理反应的方式因人而异。有些人说有很多不同的生理症状,其他人则说只有一些生理反应。事实上,有些人在焦虑时没觉得有任何生理反应。

也有证据证明人们通常不能准确地描述这些生理反应的强度。社交焦虑的人经常说他们的生理症状非常强烈,尤其是那些别人可能看得见的症状。然而,事实通常并非如此。对大多数社交焦虑的人来说,他们的症状并不是他们想象的那么明显。例如,由马肯斯、德容、多贝拉和波格斯(Mulkens, de Jong, Dobbelaar & Bogels,1999)做的一个研究发现,当社交焦虑的人身处有压力的社交情境中时,他们比不焦虑的人更容易觉得自己脸红。然而,这个研究也发现社交焦虑的人和不焦虑的人实际脸红的程度没有什么差别。

尽管在大多数情况下人们的焦虑症状并不是他们想象的那么明显,但毫无疑问的是,有少数人更容易明显地脸红、发抖或流汗,而且确实很容易引起他人注意。换句话说,有些人容易脸红而其他人则不,有些人比其他人更容易手抖,而有些人比其他人更容易流汗。然而,并不是所有脸红、流汗和发抖的人在其他人面前时都会感到强烈的恐惧。事实上,很多人并不是很关心自己在其他人面前有这些症状。

换句话说,有这些症状并不是一个大问题,反而是你认为的这些症状的意义和可能的后果导致了你的社交焦虑。如果你不在乎其他人是否会注意你的生理焦虑症状,可能你在社交和表现情境中就不会那么焦虑。而且,你的这些不舒服的症状可能也会减少。

当你焦虑或恐惧时所感受的生理反应和在任何强烈情感,包括兴奋和愤怒时所感受的那些反应是相似的。恐惧、兴奋和愤怒的不同并不体现在生理感觉上,而在于这些情感连带了哪种想法和行为。我们现在就把注意力转向社交焦虑的这些方面。

社交焦虑和思维

严格地说,人们不是对发生在他们生活中的情境和事件做出情绪反应,而是对这些情境和事件引起的想法和理解做出反应。换言之,在同样的情境中,不同的人可能有完全不同的情感反应,取决于他们对此情境的想法。

请思考下面的例子。想象你参加了一个工作面试,正在等面试的结果。有人告诉你一周之内会收到通知。两周过去了,而你始终未收到任何有关你是否被聘用的通知。你会怎么想?你会有什么样的感受?嗯,如果你认为没接到电话说明你没得到这份工作,那你可能会紧张;但是如果你认为没打电话说明对方还没做出决定,那你可能会感到更加乐观;而如果你觉得面试者不打电话就是对你不尊重的话,那你可能会生气。

我们的想法通常是准确的,但有时候也会被夸大或不准确。例如,有些社交焦虑的人仅仅因为他/她在对话时好像不太感兴趣,就很快认定对方不喜欢自己。事实上,一个人和你说话时看起来似乎不感兴趣的原因有很多。包括:

- 对方对话题本身不感兴趣,但仍然喜欢你这个人
- 对方饿了
- 对方有急事(比方说他/她赴约要迟到了)
- 对方累了
- 对方病了或身体不舒服
- 对方害羞或社交焦虑
- 对方在想当天早些时候发生的事情
- 对方在担心将要发生的什么事情
- 对方是个不善言谈的人
- 对方是个始终看起来有点冷淡的人,即使他/她很享受和你的对话
- 你错误判断对方不感兴趣,尽管他/她表现出了感兴趣的所有常见的征兆

如果你在社交情境中感到焦虑,要么你可能是在某种程度上认为此情境

有不祥的预兆,要么可能是你预测某件不好的事情将要发生。你越频繁地感受社交或表现焦虑,就可能越频繁地有这种焦虑思维。在第6章我们将更详细地讨论在社交焦虑中思维所扮演的角色。现在,我们将列出社交焦虑的人通常共有的一些想法:

- 人人都喜欢我,这很重要
- 如果有人不喜欢我,就意味着我不讨人喜欢
- 如果有人拒绝我,是我活该
- 人们应该始终对我所说的话感兴趣
- 我说话的时候,其他人绝不该有不赞同或无聊的表情
- 人们绝不该在背后议论我
- 如果我在工作中犯错了,我就会被炒鱿鱼
- 如果我犯错了,其他人会生我的气
- 如果我做报告,会让自己出丑
- 我紧张的时候其他人看得出来
- 人们觉得我没吸引力、无趣、愚蠢、懒惰、无能、古怪、软弱等
- 他人不值得信任,爱主观臆断,令人厌恶
- 我得隐藏住自己的焦虑症状
- 在他人面前脸红、发抖或出汗很糟糕
- 如果我工作时手发抖,简直就是灾难
- 焦虑是软弱的表现
- 在他人面前我不该表现得焦虑
- 如果我太焦虑就不知道说什么好

社交焦虑和行为

感到焦虑或被吓到时最常见的行为反应是要么完全回避引起焦虑的情境,要么做别的事情来尽可能快地减少焦虑。人们之所以有这些行为是因为他们擅长在短时间内减少自身不适。然而,长期来讲,这些行为会让你在此社交情境中一直恐惧和焦虑,因为正是这些行为让人们无法认识到引起焦虑的预测是不会发生的。下面举一些例子说明人们经常用哪些行为来减少社交情境中的焦虑。注意这些例子中有些涉及完全逃脱或回避社交情境,而其他例子则只是部分回避来减少焦虑或企图自我保护。这些行为通常被称作安全行为,因为人们是在害怕的情境中想更有安全感时才实施这些行为:

- 拒绝参加派对
- 找借口不和朋友一起吃晚饭
- 在班上从不回答问题
- 为了不和别人闲聊,开会总是迟到早退
- 为了回避和客人聊天,在宴会结束时主动提出帮忙洗碗
- 找借口挂朋友或同事的电话
- 转移注意力,让自己不去想焦虑的事
- 在做报告时把屋里的灯全关了,为了让观众把注意力集中在幻灯片上而不在你身上
- 为了避免在别人面前写字,在到达商店之前先把支票填好
- 和别人对话时避免目光接触并且说话很小声
- 化妆、穿高领毛衣来挡脸红
- 总是和密友、配偶或其他亲近的人一起参加办公室假日派对,即使其他客人通常独自参加
- 开会总是早到,确保不需在其他人都坐好了以后才进屋
- 约会前喝几杯酒壮胆

三大成分间的相互作用

恐惧和焦虑的周期可能从我们以上讨论的三大成分中的任何一个开始。例如,你可能正在和同事说话,这时你发现自己微微冒汗(生理成分)。这可能导致一些焦虑的想法:我同事有没有注意到我额头出汗了呀?他有没有在想我是不是有什么毛病呀(认知成分)?随着焦虑增加,你的生理反应也随之增强,你继续自己焦虑的想法。最后,你可能就找借口离开此情境了(行为成分)。

也有可能周期从认知成分开始。例如,在做口头陈述前,你可能会告诉自己,你脑子或许会突然短路,其他人会注意到你有多不自在。你想象其他人会把你的不自在当成软弱无能的表现(认知成分)。当你继续纠缠于这些焦虑的想法时,你发现自己开始脸红并且心跳加快(生理成分)。最后,你决定一个字一个字把报告读完,以确保焦虑不会让你在陈述过程中突然思想脱节(行为成分)。

最后,周期也有可能从行为成分开始,即从回避和安全行为开始。长期推迟和朋友的聚会(行为成分),导致你更容易有焦虑想法(认知成分):我真正见到他们时会发生什么呢?以及真正见到时产生的身体不适感(生理成分)。尽管短期来讲,回避引起焦虑的情境会令人舒服,但这样也会让你在最终面对

它时更加难受。你推迟一项不愉快的任务时间越长，当你最终决定要做时迈出第一步就越困难。

练习：社交焦虑的组成成分

在未来一周左右，复印并使用《社交焦虑三大组成部分监测表》(见本章末)，根据恐惧的三大成分来记录你的焦虑。每次遇到害怕的社交情境时都请填写此表(如果可能的话，一周至少三次)。在第一栏，记录情境(包括时间和地点)。在第二栏，用从0(不恐惧)到100(最恐惧)的梯度记录你恐惧的程度。在第三栏，记录你在情境中所有的生理反应。在第四栏，记录你就此情境所产生的任何会引起焦虑的想法或预测。最后，在第五栏记录回避行为或者任何其他你用来减少焦虑的行为。除了空白表格，有一张填好的样表也附在后面。

其他问题及其特征

社交焦虑通常和其他问题有关，包括社交情境中的急性恐慌症、标准过高和完美主义、情绪抑郁、外形欠佳、物质滥用或对他人缺乏信任。我们现在将一一讨论这些相关的问题。

急性恐慌症

如果你有严重的社交焦虑，那很有可能你在社交和表现情境中有过急性恐慌症。急性恐慌是在没有任何真正危险时突然产生的恐惧。根据急性恐慌症的定义，这种恐惧必须在10分钟之内登峰造极，尽管通常情况下只需几秒，当事人非常迅速就恐慌到极点。同时，要完全满足急性恐慌的标准，必须有以下13个症状中的至少4个，包括心跳加快、胸闷、头晕、呼吸困难、发抖、胃部不适、出汗、有窒息感、潮热或发冷、不真实或被分离感、麻木或刺痛感、害怕死去、发疯或失控。

对于有社交焦虑的人来说，急性恐慌的发作往往是由于身处害怕的社交情境中或者甚至只是想象自己在害怕的社交情境中。另外，社交焦虑的人通常害怕自己有恐慌的症状。由于急性恐慌的症状通常被误以为是此人将要失控，所以社交焦虑的人总是想避免在别人面前突发恐慌。突发恐慌的人通常害怕失控、变疯、晕倒、心脏病发作或有其他一些生理或社交灾难，然而诸如此类的后果是极少发生的。换言之,突发恐慌不舒服,但不危险。事实上,恐慌症状甚至通常不易被别人察觉。

完美主义

我们中心和其他机构的研究已经发现,社交焦虑和越来越高的完美主义程度有关。完美主义者持有不切实际的高标准而且过度严格。他们可能夸大对犯错的担心而常常想尽一切办法去避免犯错。

处在社交焦虑中的人往往太在乎给别人留下完美的印象了。如果不能保证自己能得到别人的赞赏,他们可能就会在社交情境中感到非常焦虑或者干脆回避社交。完美主义和纯粹的高标准是两码事。高标准通常是有益的,因为这样会激励我们努力工作争取成功。但是如果是完美主义,标准就太高太死板以至于实际上已经干扰了其表现,比方说导致一个人为某项任务过度做准备(例如,花好几个小时演练一次口头陈述)、拖延(例如推迟报告的准备工作),或者对他/她自己的表现过于苛刻。

抑郁

缘于社交焦虑对人体机能的影响,相当数量患有社交焦虑失协症的人也患过抑郁症。严重的社交焦虑会导致孤僻、寂寞和深度悲伤。社交焦虑会让一个人无法挖掘出自己的潜力,而反过来,又会导致绝望感和抑郁感。抑郁也会增加社交焦虑的严重程度。

抑郁的人通常觉得自己情绪低迷而不好意思,可能就会认为别人不想和他们待在一起,也可能就避免和别人在一起了。社交焦虑和抑郁有着相似的思维模式——对自己及对自己和他人的关系有消极的想法。最后,我们有理由相信,社交焦虑症和抑郁可能和大脑里相似的生物过程有关。实际上,本书里谈到的治疗(心理治疗和药物治疗)对焦虑和抑郁都有疗效。

形象问题

对自己外貌不满意的人在社交或被别人看着时可能会感到焦虑。例如,有神经性厌食症和神经性贪食症等饮食失调症的人可能会回避需要在他人面前吃东西或秀身体的活动(比方说穿短裤、游泳或在公共场合锻炼身体)。体重超标的人可能也会担心别人对自己的外表做负面评价。事实上,对自己外表的任何一方面不满意(比方说脱发、别人不喜欢我的鼻子等)都可能导致有些人的社交焦虑。

物质滥用

有些有过度的社交焦虑的人采用酒精或其他药物来帮助应付社交情境。大多数情况下可能只是在派对上多喝一杯酒或和朋友外出吃饭时喝杯啤酒。然而,对有些人来说,如果用量过度,用酒精或药物来控制焦虑就会成为一大问题。如果为了在社交情境中感到更舒服自在而频繁使用过多的酒精或其他药物,那么在克服社交焦虑的同时,物质滥用又会成为另一个严重问题。

愤怒和对他人缺乏信任

除了害怕别人对自己做负面评价,有些高度社交焦虑的人还可能很难相信别人。因为害怕被评判,害怕他人不能保守秘密,他们不愿信任他人。极度的愤怒和烦躁有时也会引起社交焦虑。例如,当被别人盯着看时,一些有社交焦虑症的人可能变得非常生气或不友善。当他们感到别人怠慢了自己时也可能会生气。

战胜社交焦虑

研究显示,有两大方法有益于战胜社交焦虑:心理策略和药物治疗。下面我们将逐一简要讨论。

心理策略

虽然心理健康专家采用了多种不同的心理疗法,但实践表明,只有一小部分策略在较短时间内对减少社交焦虑有效。本书将讨论被多次证明对治疗社交焦虑症行之有效的三大疗法。

1. 基于暴露训练的策略将教你一次次逐渐地接近你害怕的情境,直到这些情境不再引起恐惧。

2. 认知策略将用来帮助你辨别引起你焦虑的想法,并用更切实际的思维方式来取代。

3. 基本交流技巧指导将教你更自信地和别人交流,更轻松地与他人相处,做有效的口头陈述并适当地运用非语言交流。

药物治疗

研究显示,有很多药物治疗对减少社交焦虑行之有效,包括一系列的抗抑郁药和某些镇静剂。只要病人坚持服药,这些治疗将和本书谈到的心理治疗一样有效。对某些人来说,将药物治疗与心理治疗相结合是最有效的疗法。在第5章我们将讨论使用特定的药物来治疗社交焦虑的利与弊。

表1.1 社交焦虑三大成分监测表

地点/情境/时间	恐惧(0~100)	生理反应	引起焦虑的想法	焦虑行为

表1.2 社交焦虑三大组成部分监测表——完成的样表

地点/情境/时间	恐惧(0~100)	生理反应	引起焦虑的想法	焦虑行为
周二晚上的一个派对上。我跟麦克说,“我上次见你好像已经是好几年前了”,结果他提醒我说我们上周才见过!	90	心跳加快,出汗,发抖,气短。	我不敢相信我居然那样说!麦克一定以为我是个傻子,居然忘了我们才见过。也许他会以为我不在乎记不住他。他肯定觉得我是个神经质的怪人!	跟麦克大概道了5次歉后,我为了躲他跑到卫生间里去了。大约10分钟后,我找了个借口走了。
星期三晚上,为周五一个简单的报告做准备。	70	心跳加快,肌肉紧张。	我会思维脱节。其他人会觉得我不称职。如果这个报告没做好我会丢掉这份工作。	喝了两杯酒来使自己平静下来。大概演练了20遍。让一个同事和我一起做报告。

续表

地点/情境/时间	恐惧（0～100）	生理反应	引起焦虑的想法	焦虑行为
星期六下午，逛商场。	50	感到脸红，手心出汗，心跳加快。	人们都盯着我看。他们知道我很焦虑。他们可能在想我看起来或走起来很可笑。	我尽量不和其他人有目光接触。大概5分钟后，我离开了商场，虽然还没买完东西。

2. 为什么会焦虑

生物因素

与任何的情感特征或个性特征一样，我们的生物因素影响着在社交场合中体验焦虑的趋势。诸如自然选择或进化论、遗传、大脑活动以及大脑中某些神经传导素的交替，这些生物过程可能都会导致社交焦虑。本章将逐一讨论这几方面。

自然选择：社交焦虑的进化功能

自然选择是这样一种过程：一个物种中最能适应环境的成员最有可能实现成功繁衍，从而使物种逐渐进化并长时间生存下去。与那些健康次之的人相比，我们中最健康的人更有可能生存并且繁衍，通过自然选择可看出其中蕴涵的道理。然而，一些作者认为，自然选择的法则虽然被认为指导了人类进化中更“积极”的方面，而人类遭受的许多疾病同样也有可能遵循相同的法则。

例如，在他们名为《我们为什么生病：达尔文医学的新科学》一书中，兰迪夫·勒斯博士和乔治·威廉斯博士讨论了一些身体的不适，例如因过敏打喷嚏、伤风、发烧，以及受伤带来的疼痛，是怎样保护我们远离潜在的危险。导致过敏、伤风和发烧的相同过程也帮助身体摆脱潜在的有害毒素和寄生病毒。同样，受伤后随之而来的疼痛是一个警示信号，防止我们做一些加剧伤痛的活动。

焦虑同样可能提高我们生存的几率吗？正如我们在第 1 章所提到的，与害怕和恐慌相关的“打或逃”反应保护我们避免潜在的危险。当我们害怕时，我们的身体迅速被调动起来，要么去面对前来的危险，要么尽可能快地逃离危险。我们害怕时所经历的这些感觉(如脉率加快、呼吸急促、汗流浃背、强力呼吸等）都是用来帮助我们满足身体需求，要么直面威胁（打），要么逃离到安全地带（逃）。

从进化角度来看，因体验社交焦虑，人类就培养出一种倾向（习性），这是有一定道理的。我们是社会生物，就这点而论，我们十分依赖身边的人们。没有他人的帮助，没有人能得以生存。当我们是婴儿或孩子时，完全依赖父母提供食物、住所、帮助和教育。成年后，我们继续依靠他人。依靠雇主支付的酬劳满足食宿需求，依靠他人为我们建造房屋、种植粮食、治疗伤痛，为我们提供娱乐并且满足我们的日常所需。因为人类相互依赖，我们在很小的时候就知道与他人友好相处的重要性。特别是，我们希望别人喜欢自己。总之，不断给别人留下坏印象有可能导致孤立、失业以及许多其他的不良后果。

社交场合中感觉焦虑有助于提醒我们每个人，注意自己的行为对周围的人造成的影响。如果我们不考虑自己的行为对他人造成的影响，可能会常常遇到麻烦。可能不会费心考虑是否穿着得体或举止恰当；可能常常想什么说什么，而不考虑话语是否伤人。社交场合中感觉焦虑帮助我们免于冒犯他人，并且避免做那些给自己带来负面评价的事情。所以，时不时感觉害羞或社交焦虑不仅正常，而且有益。

当然，社交焦虑或羞涩胆怯也并非时时有益。极度的社交焦虑可能导致注意力涣散，从而在工作或学习中易犯更多的错误。另外，患社交焦虑症的人们常常避免承担社交风险，因此有可能发现交朋友或找工作困难重重。而轻度或中度的社交焦虑完全正常且有着潜在的好处，过度的社交焦虑才可能干扰一个人的正常运作。

所以，从进化的角度来看，患社交焦虑失协症的人们，本身没有疾病。然而，事物的量决定质。轻度的社交焦虑对人有益；但重度的社交焦虑就会使生活变得非常困难。

遗传和社交焦虑

社交焦虑障碍出现在家族遗传中。例如，斯泰因、查提、哈任、柯扎克等人所做的一项研究（1998）发现，家族中有一位直系亲属（例如，父亲或母亲、兄弟姐妹或孩子）患有广泛型社交焦虑失协症（大部分的社交场合中极度焦虑），其本人患有社交焦虑症的几率，与无亲属患此症的人们相比，可能性增加 10 倍。相反，小范围内出现的社交焦虑症（例如，仅仅害怕公众演讲）在家族中遗传的几率较小。

当然，家庭中众多成员患社交焦虑失协症，未必意味着社交焦虑症由基因遗传。环境因素（例如，从父母或兄弟姐妹那儿学得）同样可以使家庭成员有某些共同的行为和倾向。为了区分出基因影响与环境和学习影响的不同，科学家基于以下三个主要的研究类型：

1. 孪生研究。孪生研究观察同卵双生的双胞胎（100% 基因相同的双胞胎）和异卵双生的双胞胎（平均共享基因材料 50% 的双胞胎）出现相同问题的频率。因为无论是同卵双生还是异卵双生的双胞胎，他们往往生活在相似的环境中。同卵双生比异卵双生的双胞胎有着更高的社交焦虑症的合和率，由此可证明遗传在社交焦虑症的产生中也许起着更大作用（术语“合和率”指一个人与他或她的孪生双胞胎患有相同病症的概率）。

2. 收养研究。在收养研究中，科学家采访那些自幼被领养，并存在社交焦虑症人们的亲生父母和领养父母。如果研究者发现社交焦虑失协症在他们亲生父母身上出现的频率大于养父母，那么就说明基因遗传可能比环境影响更为重要。尽管收养研究已用于研究基因在各种障碍和疾病中所起的作用，但此方法还未用于社交焦虑症的研究。

3. 分子基因研究。2003 年，科学家们完成了人类基因组项目，它包括对比人类 DNA 中的所有基因，以及决定 30 亿组成人类 DNA 的化学碱基对的顺序。运用被称为连锁研究和关联研究的研究方法，这项工作使科学家研究产生社交焦虑失协症和其他状况所涉及的某些特殊基因成为可能。

那么，关于基因在社交焦虑失协症中所起的作用我们了解多少呢？当今大部分关于遗传和社交焦虑障碍的研究为孪生研究（例如，Kendler, Karkowski, and Prescott, 1999; Kendler et al., 2001; Stein, Jang, and Liveseley, 2002），也还有少量的分子基因研究（例如，Lochner et al., 2007）。总之，孪生研究发现社交焦虑障碍存在有限的遗传可能性，由此表明尽管遗传因素起作用，但其他因素，例如个人环境和经历同样也十分重要。分子基因研究只是初步涉及社交焦虑症领域，随着时间的推移，它们将帮助我们揭示哪些基因在这个问题的产生和发展中最为重要。

两种与社交焦虑症紧密相关的性格特征似乎具有遗传性，其遗传估计值（由遗传导致的某种特征的家族遗传程度）在很多研究中接近 50%。其中一项性格特征被称为神经质，是一种感到悲哀、焦虑、紧张和担忧的总倾向。另一种被称为内向、具有看重自我并且回避社交行为的倾向。不足为奇，害羞胆怯和社交焦虑往往与这两种个性特征相关（Briggs, 1988）。最近，研究者们开始运用分子遗传学来确认导致这些性格特征的具体基因，如导致内向性格的基因。

如果遗传对造成社交焦虑确实起作用，那么是否意味着社交焦虑就无法改变？当然不是。我们的遗传构造影响我们人的各个方面，包括身体健康、学术能力、抑郁沮丧、体重、性格，甚至我们的兴趣和业余爱好。此外，众所周知，我们的行为和经历也决定我们在众多领域中的行为表现。

例如，不论你是否天生有运动潜质，刻苦的训练将提高你的运动能力。此外，环境（例如，成长过程中养成的运动习惯）可能对你成年后是否有规律的锻炼也有着深远的影响。多大的运动强度才能使身体健康，人与人之间也存在差异性。对于一些人来说，达到同一效果就比其他人容易——一定程度上取决于基因构造。

同样的道理也适用于社交焦虑症。有强烈社交焦虑和害羞胆怯的遗传倾向仅仅表示，要克服同样的问题，与无此倾向的人比起来，你可能需要付出更多的努力。

大脑和神经传递的影响

与其他心理问题，包括其他的焦虑障碍相比，关于社交焦虑症的生物因素的研究通常未能取得重要的发现。例如，关于荷尔蒙因素、睡眠模式和心脏功能的研究通常无法分辨人们是否患有社交焦虑失协症。

然而，一系列研究发现，人们经历社交焦虑时，大脑中的某个特定部位的活动会增加。例如，科学家发现患社交焦虑症的人们面对一副严厉苛刻的脸部图片时，大脑中称为“杏仁核”的部分的活动会加剧。杏仁核是边缘系统的一部分，当我们感到害怕时，它就会被调动起来。公开演说时，与没有社交焦虑障碍的人们相比，有此症状的人们的杏仁核运动更为活跃。

根据布里顿和劳赫的研究（待出版），人们处于社交焦虑状态时，大脑的其他部位也会活跃起来，其中包括前扣带皮层（该部位涉及情感、思想和心率的控制），内侧前额叶皮质（该部位涉及复杂认知、性格表现和社交行为），岛叶（边缘系统的一部分，它涉及基本情绪的体验，包括恐惧）以及海马区（边缘系统的一部分，起控制记忆和空间能力的作用）。此外，用认知行为治疗法或药物治疗社交焦虑可以降低杏仁核和海马区的活动。

关于社交焦虑症中神经传递素（负责在大脑中传递信息）所起作用的研究取得了喜忧参半的结果。一些研究显示神经传递素多巴胺可能与社交焦虑症有关，然而其他研究未能证明此结论。关于羟色胺（另一种神经传递素）的作用的研究也取得相似的结果。但是，对羟色胺系统的药物治疗却一致被认为有利于减轻社交焦虑障碍的症状（第5章将详细介绍）。

心理因素

除生物因素之外，人们自身的经历和观念也会影响其是否会产生社交焦虑和羞涩。本节将讨论学习和观念是怎样导致社交焦虑的。

学习如何导致社交焦虑

大量研究表明学习对产生恐惧起着很重要的作用。我们通过三种主要途径学会害怕事物和场景。首先，在特定场合下，直接经历伤害或一些负面结果可能导致恐惧。例如，被狗咬过的经历使人对狗感到害怕。第二，观察到他人害怕一些情形会使自己感到紧张。所以，如果一个人成长过程中其父亲或母亲开车总是紧张不安，他们坐在车上可能比他人感到更紧张。最后，听过或读过有关特定场合发生的危险，会促使人们产生害怕的情绪。例如，读过飞机坠毁的消息，将增加人们对飞行的恐惧。

直接经验的学习

社交场合中曾经有过的负面经历可能加深个人的害羞胆怯和社交焦虑。例如，我们中心的一项研究表明，与存在其他焦虑问题的人相比，患有社交焦虑失协症的人们更可能描述在孩童期被过分取笑的往事。除此之外，其他社交创伤的例子包括：

- 在成长过程中，被其他的孩子欺负
- 有过过分苛刻严厉的父母、朋友、老师或雇主
- 在社交场合中，做过令人尴尬的事（例如，犯过明显的错误、呕吐、惊恐发作，等等）

在下面的空白处，请列举出在社交场合中你所经历过的，并使你产生社交焦虑的负面影响的例子。

可能使我产生社交焦虑的负面或“创伤”经历的例子

____

____

____

通过观察他人的学习

观察是一种强有力的学习方法，使人学会对一些具体事物和场合感到害怕。这种学习方式（也称作替代学习）包括通过观察他人在社交场合中的焦虑而产生胆怯。观察学习的另一种方式包括在社交场合中目击他人遭受创伤。可能导致社交焦虑的观察学习例子包括：

- 成长过程中，家庭成员极度羞涩并且很少交际
- 目睹老师当众严厉批评一名同学
- 看到同事在做报告时紧张的表现
- 见证一名同学在学校被其他同学嘲笑

观察学习的经验可能引起或促使你长期患有社交焦虑症。在下面的空白处，请列出一些例子。

可能导致我社交焦虑的观察学习的例子。

____

____

____

____

通过信息和间接方式的学习

通过阅读或被他人告诫关于给别人留下坏印象的危害，人们可以学会害怕社交场合。通过信息传播，能够产生社交焦虑的场合的例子包括：

- 父母反复告知给他人留好印象的重要性
- 杂志和电视传达的信息使我们认识到自身的形象尤为重要，个人是否具备吸引力只取决于别人的看法

在下面的空白处，请列出一些关于引起你长期患有社交焦虑症的信息学习的例子。

通过信息和间接方式的学习导致我患社交焦虑症的例子。

____

____

____

____

为什么只有一些人会产生极度的社交焦虑

尽管负面经历、观察学习和信息学习是人们学会产生恐惧的普遍方式，但

它们并不足以解释为什么有些人会产生社交焦虑而有些人不会。几乎每个人都会面对社交场合的负面经历。我们大多数曾经都被嘲笑过。在家里,以及通过媒体,我们都躲不过引起焦虑的信息。然而,并非每个人都会产生社交焦虑问题。为什么会产生这样的情况呢?

很可能,一个人在经历一系列负面社交经历之后是否会产生社交焦虑的问题还受到其他因素的影响。可能包括生理因素,例如一个人的基因构造。先前的学习经历和个人处理他或她的负面社交经历的方式同样有可能影响恐惧的产生。例如,与有很多次成功演讲经验而仅一次失败的人相比,第一次做公开演讲时被嘲笑的人更可能产生对公开演讲的恐惧。同样,一个人在学校被过分地嘲笑,如果在此之后有个要好的朋友给予帮助,可能就会防止社交焦虑的产生。

最后,经历严重精神创伤之后回避相似的社交情境,很有可能增加产生社交焦虑的几率。你可能听说过,从马上摔下来后最可取的办法就是立刻再骑回马上,这样才能避免日后对马的恐惧。这同样也适用于社交焦虑症。如果经历严重创伤之后回避相似的社交场合,很有可能增加对此场合具有恐惧感的可能性。

观念对产生社交焦虑所起的作用

正如在第1章和第6章讨论过,与轻度焦虑的人相比,患有高度社交焦虑症的人倾向于以更为负面的方式看待社交场合。引起焦虑的想法、解释和预测可能使人在社交场合中感到恐惧和焦虑。

许多研究探讨过思维在社交焦虑中所起的作用。同样,也有证据表明,帮助人们改变他们的焦虑想法对于缓解他们的社交焦虑是一种有效的方式。思维和社交焦虑方面的研究在它处得到了评论。此研究的一些重点包括如下发现:

- 与未患明显的社交焦虑症的人相比,重度社交焦虑的人认为负面社交事件更易发生并且造成的损失更大(就它们的后果而言)。
- 与那些患轻度社交焦虑症的人相比,这些人倾向于更为苛刻地评价他们的表现(例如在谈话或演讲中)。
- 他们倾向于高估他人可以看到自己生理反应的程度(例如脸红)。
- 他们比焦虑少的人更容易认为,他人会把自己的生理反应(颤抖、出汗等)当成患有焦虑症或一些精神疾病的迹象。相反,未患有社交焦虑症的人们较少关心他人是否注意到自己的反应。而且,无明显社交焦虑症的人们会认为,自己的身体反应在他人看来是正常的(可能是感觉炎热或饥饿等的信号)。

- 当遇到模棱两可的社交场合(例如,他人直视的目光或无回应的电话),患高度社交焦虑症的人们极有可能往负面的方向去思考。
- 社交焦虑带有一种倾向,将模棱两可或中性的表情认为是传达负面的信息。
- 与较少焦虑的人们相比,患社交焦虑症的人们倾向于更关注带有社交威胁的信息,而非无社交威胁的信息。例如,当要求看一组词语时,他们会花更多的时间看那些和社交焦虑相关的字眼(例如"脸红"或"晚会"),而较少焦虑的人们不会有此现象。
- 患社交焦虑症的人们有一种倾向,他们能更深刻地记住并且辨认他人的面容,特别是当面部表情传达出负面或紧急的信息时。

总之,这些研究显示社交焦虑和社交焦虑障碍与有可能将问题变得更为严重的思维方式有关。在第 6 章,我们将讨论转变你的焦虑想法,并且用较少焦虑和更为现实的思维方式将其代替。一些对于与社交焦虑相关的负面思维模式的认知行为疗法的研究发现,这种治疗可达到减少负面思维的效果。

行为举止对产生社交焦虑所起的作用

正如第 1 章所讨论的,回避社交场合,从长远观点来看可能会加深社交焦虑症。换言之,有社交焦虑的人们在应对恐惧时常用的策略,事实上可能将问题变得更糟。

另外,在社交场合中人们运用的一些自我保护行为,事实上可能导致社交焦虑症患者最害怕的结果,即他人的负面反应。例如,在晚会上与他人聊天时,你说话小声,避免目光交流,回避表达自己的观点和意见,人们就可能会选择与别人聊天。他们可能将你的行为理解为你对聊天不感兴趣或你本身难以接近。第 7 章到第 9 章将讨论怎样直面害怕的场景而不是回避它们,并停止使用对克服恐惧不利的安全行为。同时,在第 10 章,我们将讨论提高交流和社交技巧的策略。

3. 了解社交焦虑

为什么要进行自我评估

心理学家、精神病医生或者其他心理健康专家帮人解决某一特定问题的最初阶段都有一个评价和评估期。为了制定出最佳的治疗方案,评估过程中需要收集能更好地了解问题性质和程度所需的信息。最初的评估几乎总是包括一次面谈,也有可能包括各种各样的调查问卷和标准测试。有时,治疗师可能让病人开始通过写日记来监测具体的想法或行为。

社交焦虑第一次问诊(甚至最初的几次问诊),临床医师可能用来询问病人社交焦虑方面的问题,了解他/她可能有的其他问题以及此人的基本背景和人生经历。医师也可能让病人做一系列调查问卷,来估量其社交焦虑及相关问题。另外,医师通常还要求病人在两次问诊间隔期间写日记,以此来评估此人在社交情境中的焦虑、他/她的抑郁程度和问题的其他方方面面。评估过程有助于临床医师了解病人的问题,并选择适当的疗程。另外,时不时重复某些评估能让医师衡量治疗是否有效。

同样,一次详细的自我评估能帮助你了解和应对你在社交焦虑方面的困难。我们强烈建议,在你企图改善自己的社交焦虑之前,先做一次彻底的自我评估。这种评估过程主要有以下四点好处:

1. 让你能估量自己社交焦虑的严重程度。

2. 帮助你识别关键的问题所在。

3. 使我们更易选择最适合的疗法。

4. 当你采用本书中所介绍的应对策略时,你有机会估量自己的进步。

下面我们将详细地逐一讨论以上四点。

估量自己社交焦虑的严重程度

说到术语“严重程度”，我们需考虑以下几个方面：(1)在社交和表现情境中你恐惧的程度；(2)促使你产生社交焦虑的不同情境范围；(3)你经历强烈社交焦虑的频率；(4)社交焦虑对你的日常生活、事业和社会关系的影响；(5)社交焦虑困扰你的程度。通常情况下，随着社交焦虑的程度加重，恐惧的程度、受影响的情境数量、经历焦虑的频率、对日常运作的干扰程度以及病人被恐惧困扰的程度都会增加。

找出需要解决的问题

如果你和很多人一样，你有可能在许多不同的社交情境中都会产生焦虑。一个综合的自我评估将帮你决定率先致力于哪些恐惧。首先，找出你害怕并回避的情境很重要。其次，你需要找出你的治疗重点——也就是说，你想要最先开始解决问题的哪些方面。在选择治疗重点时，记住以下几点建议：

- 从你觉得能很快见成效的问题开始。迅速的改善将有助于激发你在更难的情境上下功夫。
- 尽力克服对你的日常生活干扰最大的恐惧。和对你妨碍不大的恐惧相比，能直面让你最失控的恐惧将给你的生活带来更大的影响。
- 如果其中一个治疗目标对你很重要，但又极其难以应付，那就将其分成更小更易于掌控的目标。例如，如果你害怕约会，那就把约会这个情境分解成几个步骤来克服恐惧，比方说先跟一个你心仪的同学打招呼，然后连续几周跟他/她同桌，进而在课后和他/她说话，主动提出和他/她一起学习，最后才约他/她课后和你共进晚餐。

选择最佳疗法

自我评估可以帮你决定采用哪些治疗策略。在许多情况下，你所选的具体治疗方法和你在自我评估中确定的因素直接相关。评估到底如何帮你选择最佳疗法呢，请见以下例子：

- 找出你害怕并回避的情境将帮助你选择哪些情境用于做暴露训练(详见第7章和第8章)。
- 确定你焦虑时对一些生理感受的害怕程度将有助于决定你是否需要进

行身体不适反应的暴露训练(详见第9章)。

• 评估在哪些方面你的社交技巧还可提高,将帮你决定是否要在敢于直言、做公共演讲、约会或一般交流的技巧上下工夫、花时间(提高各种社交和交流技巧的方法详见第10章)。

• 如果你决定采用药物来治疗你的社交焦虑,选择尝试哪些药物将取决于你之前对药物治疗的反应、跟你正在服用的其他药物可能有的相互作用、你可能有的医疗条件、你可以接受的副作用和很多其他因素。如果你考虑用药,自我评估时就得考虑这些问题(详见第5章)。

估量自己的进步

评估不只停留在治疗的最初阶段。相反,评估程序应该贯穿整个治疗过程甚至治疗结束后,这样就给你提供了一种方法来衡量用过本书中所述的疗法后,你的社交焦虑到底得到多大改善。同样地,治疗结束后还偶尔做做自我评估,将让你了解之前的疗效是否能持续一段时间。

怎样一步步进行自我评估

治疗社交焦虑的医师和临床医生用多种方式来评估病人。最常见的方法包括:

问诊

问诊时,医生会询问病人一些具体问题,比方说他/她的背景、焦虑症状及其相关问题。聊天是一种了解病人并知悉其困难的简单方法。

问卷调查

问卷调查是指病人要完成的笔头测试,包括治疗开始前的,也许还有治疗中和治疗结束后的。这些问卷是给问诊查漏补缺的,另外还可以证实并扩展问诊时了解的信息。

写日记

医生要求病人在两次疗程间隔期间每天都写日记。这样能让病人有机会记录事发时自己的想法和感觉,而不需要之后再来回想一个复杂事件的所有细节。

行为评估

行为评估是指直接观察病人的行为，或让他/她执行某一特定行为，然后估量在那个情境中其想法和感觉。最常见的社交焦虑行为评估法有行为方法测试和行为角色扮演，包括让病人进入其害怕的社交情境（行为方法测试）或让其在角色扮演中把他/她害怕的情境表演出来（行为角色扮演），然后让他/她描述自己的恐惧程度、焦虑想法及其他感受。

尽管这些评估通常是由心理学家、精神病医生或其他专业人员来进行的，但都可以成为你自我评估的一部分。我们建议你的评估应该包括以下三个步骤：

- 做一次自我问诊。例如，回答一些关于焦虑及其相关病症的重要问题。
- 完成焦虑日记。第一章提到的《社交焦虑三大组成部分监测表》就是一例。
- 完成一次行为方法测试或角色扮演。

做一次自我问诊

和心理学家、精神病医生或其他心理健康专家的任何专业接触通常都是从问诊开始的。在问诊过程中，医生会问病人一些病症方面的问题。问诊帮助医生识别病症中最关键的特征，是制定有效治疗方案的第一步。为了协助达到这一目的，我们建议你做一次自我问诊，回答一些关于你的病症的重要问题。

为了帮你完成这一程序，我们找出了你在自我评估之初应当尽力回答的10个基本问题。这些问题的答案将帮你解决以下问题：确定社交焦虑到底于你是不是一大问题；找出产生社交焦虑的因素；选出你亟须解决的具体场合。第4章开篇我们将提供一些能帮你制定治疗计划的其他问题。

哪些社交情境是你感到恐惧并回避的

给你在以下情境中（分为人际情境和表现情境，详见第1章）典型或通常情况下的恐惧程度和回避频度各以百分制打分。例如：如果你十分害怕做口头报告，但只在一半情况下回避，那你的恐惧指数可能是80，而你的回避指数可能是50。如果是一个你从未遇到的情境，那就先想象自己置身其中有多恐惧，它确实时不时发生的话你会回避多少，然后再打分。请使用以下评分梯度给你的恐惧程度和回避频度打分：

恐惧程度

0	10	20	30	40	50	60	70	80	90	100
无		轻度		中度			重度			极重

回避频度

0	10	20	30	40	50	60	70	80	90	100
从不回避		极少回避		有时回避			经常回避			总是回避

表 3.1　恐惧社交情境工作表

人际情境(需与他人打交道)

恐惧	回避	具体情境
______	______	邀请某人外出约会
______	______	跟同学或同事挑起话题
______	______	去参加派对
______	______	邀请朋友到家共聚晚餐
______	______	被介绍给不认识的人
______	______	跟朋友讲电话
______	______	跟陌生人讲电话
______	______	表达个人意见(例如,对最近看的一部电影或读的一本书发表意见)
______	______	参加工作面试
______	______	直言(比方说拒绝不合理的请求)
______	______	到商店退货
______	______	在餐馆退食物
______	______	做眼神交流
______	______	其他情境(请具体)______________
______	______	其他情境(请具体)______________
______	______	其他情境(请具体)______________

表现情境(需成为他人关注的焦点)

恐惧	回避	具体情境
______	______	做工作报告
______	______	在派对或家庭聚会上敬酒

续表

恐惧	回避	具体情境
________	________	在工作或学校会议上发表讲话
________	________	在他人面前做运动或参加健身
________	________	出席其他人的婚礼派对
________	________	在他人面前唱歌或演奏乐器
________	________	在别人面前吃东西或喝东西
________	________	和其他人共用公共卫生间
________	________	写字时有人看着你(比方说签支票)
________	________	在公共场合犯错(比方说有个单词发音错误)
________	________	在熙熙攘攘的公共场合行走或慢跑
________	________	对一群人做自我介绍
________	________	在拥挤的商店购物
________	________	其他情境(请具体)________________
________	________	其他情境(请具体)________________
________	________	其他情境(请具体)________________

哪些因素会让你的焦虑加剧或减弱

自我评估中很重要的一个步骤就是搞清楚在特定情境下哪些因素会让你的焦虑加剧或减弱。例如:如果你害怕和别人一起吃饭,就有很多因素会影响你在此情境下的焦虑,包括和谁一起吃,在哪儿吃和吃什么。找出在特定情境下影响你恐惧程度的因素将帮你在开始使用“基于暴露训练的策略”(此书后面将会讨论)时建立适当的做法。

以下是社交情境中有时会影响一个人的恐惧和焦虑的因素的一个清单。每一项都请用百分制并依据其在你害怕的那种社交情境中对你的恐惧和不适程度的影响给列出的这些因素打分。例如,如果你跟女性说话时比跟男性说话时要不安得多,你可能就会给对方的性别对你焦虑的影响程度打 75 分或 80 分。请使用下面的评分梯度来打分。

不舒服的影响程度

0　10　20　30　40　50　60　70　80　90　100

没影响　影响小　影响适度　影响大　影响非常大

表 3.2　你的焦虑因素

另一个人的方方面面及其对你不适感的影响程度：

对你的不适感的影响程度	具体项目
________	年龄（对方是比你老、比你年轻还是跟你年纪相仿）
________	对方的性别（同性还是异性）
________	对方的关系状况（已婚、恋爱中还是单身）
________	对方的外貌对你的吸引力
________	对方的国籍或种族背景
________	对方的自信程度
________	对方看起来有多好斗或有多爱出风头
________	对方看起来有多风趣
________	对方看起来有没有幽默感
________	对方看起来经济条件好不好
________	对方看起来穿得好不好
________	其他因素（请具体）____________________
________	其他因素（请具体）____________________

你和对方的关系及其对你不适感的影响程度：

对你的不适感的影响程度	具体项目
________	你对对方的了解程度（他/她是你的家庭成员、好友、熟人、陌生人等）
________	你跟对方关系的亲密程度或密切程度
________	你和对方曾经是否有过冲突
________	你和对方是何种关系（例如，上级、同事、雇员）
________	其他因素（请具体）____________________
________	其他因素（请具体）____________________

自身感觉的方方面面及其对你不适感的影响程度：

对你的不适感的影响程度	具体项目
________	你的疲倦程度
________	当时你生活中的总体压力水平

续表

另一个人的方方面面及其对你不适感的影响程度：

对你的

不适感的　　　　具体项目

影响程度

________　你对讨论的话题的了解程度

________　进入此情境前你的准备程度（例如，你有没有机会演练你的口头报告）

________　其他因素（请具体）____________________

________　其他因素（请具体）____________________

情境的方方面面及其对你不适感的影响程度：

对你的

不适感的　　　　具体项目

影响程度

________　光线明暗程度（比方说光线很强，让你感觉任何焦虑的蛛丝马迹都逃不过别人的眼睛）

________　情境的正式程度（例如，在婚礼宴会上进餐与跟朋友吃一顿便饭相比）

________　参与的人数（例如，只对一些同事做报告与对满满一礼堂人做报告相比）

________　涉及的活动（吃饭、讲话、写字等）

________　你的身体姿势（坐着、站着等）

________　你是否可以喝酒或服药来使自己感觉更自在

________　你在此情境中停留的时间长短

________　其他因素（请具体）____________________

________　其他因素（请具体）____________________

你有哪些生理反应，对这些反应你有何感想

以下是一系列人们在焦虑、忧虑或恐惧时会有的生理反应。每一项都请你先用百分制打分，此分数需反映出在一个典型的会引起焦虑的社交情境中你的生理反应的强度。分数为0说明你通常没有这种生理反应，而分数为100说明当你遇到你的“老大难”情境时这种生理反应通常极其强烈。

下一步，请给你在别人面前有这种生理反应的恐惧程度打分，还是用从0~100分的评分梯度。分数为0说明你一点也不在乎在别人面前有这种生理反应，而分数为100说明你极其害怕在别人面前有这种生理反应。

生理反应强度的评分梯度

0	10	20	30	40	50	60	70	80	90	100

一点也不 轻度 中度 重度 极重

对在别人面前有生理反应的恐惧程度的评分梯度

0	10	20	30	40	50	60	70	80	90	100

不害怕 轻度害怕 中度害怕 重度害怕 极其害怕

生理反应强度	你对此生理反应的恐惧程度	生理反应
______	______	心跳加快或加剧
______	______	呼吸困难或有窒息感
______	______	头晕或头昏
______	______	吞咽困难、有哽咽感或感觉喉咙上有“肿块”
______	______	颤抖或震动(例如,手、膝盖、嘴唇或整个身体)
______	______	脸红
______	______	恶心、腹泻或局促不安
______	______	过度出汗
______	______	声音颤抖
______	______	流泪、爱哭
______	______	注意力不集中(忘记自己想要说什么)
______	______	视力模糊
______	______	有麻木和刺痛感
______	______	不真实感,灵魂似乎与躯体或周围的东西分离开来
______	______	肌肉紧张、酸痛或疲软
______	______	胸疼或胸部肌肉紧张
______	______	口干
______	______	忽冷忽热
______	______	其他反应(请具体)________________
______	______	其他反应(请具体)________________

你有哪些引起你焦虑的想法、预测和预期

正如我们在第 1 章所讨论的，你的思维、观念会对你在社交情境中的感受产生重大影响。例如，如果你预期其他人会认为你又傻又软弱又没吸引力，那你很可能在他们面前会感到焦虑。另一方面，如果你不太关心在某一特定情境中别人对你的看法，那你会感觉舒服得多。通常，我们的思想和预测不是以事实为基础的。在社交和表现情境中有越来越强烈的焦虑感的人，对这些情境的想法和预测通常是消极的。这些思想往往会夸大危险的可能性，让人无缘无故地往最坏处想。

认知疗法通过让人产生一些更切实际的想法，教人识别并改变他们的焦虑思想和焦虑预测。然而，改变你的想法之前，你得先学会观察这些想法，并判断它们是不是不实际以及他们是不是引起了你的焦虑。

第 1 章列举了一些会引起社交焦虑的想法和预期的例子。有些例子包含基本假设，比方说"人人都喜欢我，这对我很重要"和"没人会认为我风趣"。其他的例子更多地侧重于某一特定情境，比方说"如果我上课去早了，想不出跟别人可说些什么"和"如果让其他人发现我的手在发抖，他们会觉得我这个人怪怪的"。

想要找出引起自己焦虑的想法，我们给你推荐以下步骤。首先，回过头去看一下第 1 章列举的那些会引起社交焦虑的想法的例子。这些例子将让你了解通常与社交焦虑相关的想法是什么类型的。接下来，想想你认为最难融入的一些社交情境（例如，和陌生人说话、和其他人一起吃饭、在会议上发言），尽可能回答以下问题。你的回答将帮助你了解哪些想法和预测让你产生焦虑。

表 3.3　引起你焦虑的想法

我害怕在此情境中会发生什么事？

____

____

____

在此情境中他人对我会有什么看法？

____

____

____

我给别人留个好印象总是那么重要吗？为什么？

____

____

____

在此情境中我有何反应(我会出现什么症状)？

____

____

____

如果我的预测是真的怎么办？那会导致什么后果？

____

____

____

我有没有察觉到还有其他会引起我焦虑的思想或预测？

____

____

____

你有哪些焦虑行为

通常一种想要做些什么来减少这些不适感的强烈欲望常常伴随着焦虑和恐惧。你有没有用一些行为来减少自己的焦虑呢？以下是一些例子。

回避社交情境。有没有你拒绝融入的情境呢？例如,你回避参加派对吗,尤其是没有你认识的人去的时候？电话铃响的时候,你会回避接听吗？你会拒绝做口头报告的机会吗,即使是一些重要报告？回避是最常见的促使你一直恐惧和焦虑的行为之一。在这一章的前面部分,你已经给自己对各种社交情境的恐惧程度和回避频度打了分。作为对你焦虑行为的回顾的一部分,请再浏览一下那个清单,标注出哪些情境是你至少有时会回避的。如果你还回想起其他情境,请列在下面。

____

____

____

____

对已知的不足矫枉过正。你有没有方法去极力弥补你所意识到的自己在一些社交情境中有的缺陷或过失呢？例如，你会过度去准备一份口头报告吗——收集太多的材料、把报告背下来或是照着笔记逐字朗读？和朋友见面吃饭前你会排演你要说的所有话吗，只因为怕自己到时候太紧张断了思路？为了让别人察觉不出你的焦虑，你会一反常态侃侃而谈来显得外向吗？这里举的每一个例子都是人们有时矫枉过正去掩盖自己认为是缺陷的表现。如果你还能想起自己在社交情境中矫枉过正自认为的缺陷或过失的例子，请列在下面。

____

____

____

____

过度检查及寻求安慰。社交焦虑、羞涩和表现焦虑有时会导致人们出现频繁地检查和寻求安慰的行为。例如，频繁地照镜子确认发型是否完美；不断要你的朋友向你保证你是风趣或时髦的。

尽管偶尔寻求心理安慰是有益的，但不停地这样做会间接促使你保持恐惧状态，所以是有负面影响的。一遍遍地寻求安慰可能会让你更加坚信：我确实哪儿出了问题（要不然你为什么需要如此频繁地检查自己呢）。同时，你有可能永远学不会自己给自己所需的信心。最后，因为你不停地让别人给你信心，他人看你的方式也就受到了消极影响，从而可能导致你最害怕的一些事情变成现实。其他人可能厌倦了总是得给你打气。同样，如果你不停地要别人对你做出评判（例如，说你多时髦、多风趣或多有吸引力），事实上你可能正是在训练他们比原来更密切地注意你。

请在下面空白处列举你过度检查或寻求安慰的一些例子。

____

____

____

____

其他一些微妙的回避及安全行为。对已知的不足矫枉过正和过度检查都是安全行为的例子，因为这两种行为都是用来帮你在社交情境中感觉更安全的。不像是对害怕情境的完全回避，这里要谈的是一些更细微更难察觉的回避行为。你有没有其他一些用来回避社交情境的微妙方法，或是在社交情境中用来保护自己免受焦虑感的安全行为？

例如，如果你不得不做一个口头报告，你会站在一个特定的位置吗？你会穿某种款式的衣服来遮盖你已经察觉到的自己外表上的“缺陷”吗？为了不留时间给大家提问，你做报告的时候会故意拖延时间吗？为了让大家不把注意力放在你身上，做报告的时候你会用视频或幻灯片吗？你会避免跟观众交流眼神吗？如果你去参加派对，为了不和别人说话，你会故意跟熟人待在一起吗？你会一到派对就喝上一两杯以免自己焦虑过度吗？为了回避和其他客人聊天，你会主动提出去厨房帮忙吗？为了回避和他人待在一起，你会频繁地跑厕所吗？在派对上和其他客人聊天时，为了不把话题转到你身上，你会问对方很多问题吗？

所有这些都是在社交情境中人们有时会使用的微妙回避策略的例子。在第1章我们已经提到，这些行为可能短时期内可以帮你感到更安全，从而减少你的焦虑，然而，从长远来讲，它们却阻止了你的焦虑随着时间的推移自然减少，因为这些行为让你无法认识到：即使不依赖这些微妙回避策略，社交情境也会是安全的、可控制的。请在下面的空白处，列举你在社交情境中用来控制焦虑的微妙回避或安全行为的例子。因为这些行为可能依情境不同而不同，下面有空间供记录五个不同社交情境中的微妙回避和安全行为。

社交情境	微妙的回避及安全行为
________________	______________________________
	______________________________
________________	______________________________
	______________________________
________________	______________________________
	______________________________
________________	______________________________
	______________________________
________________	______________________________
	______________________________

把自己和“错误的”人相比。我们评估自己的方法之一就是把自己和别人比。上学的时候我们会问班里同学他们考试得了多少分，这样才知道和别人相比自己的学习成绩如何。我们总是好奇同事拿多少工资，部分原因是因为知道他们拿多少才了解自己有没有拿到应得的薪酬。

研究不断表明，大多数人会把自己跟他们认为在某一特定层面和自己情况相当或稍稍好点的人作对比。例如，一个成绩中等的学生可能会把他/她的分数同其他中等成绩的学生或中等稍偏上的学生比。同样，一个顶尖运动员往往会把他/她的成绩同其他顶尖运动员相比，这样才能评判他/她自己成绩的好坏。这种社会比较模式才有意义，因为这样最有可能提供你可以用来衡量自己成绩的信息。把你自己同你认为在某一特定层面比你好得多或差得多的人做比较没有任何可比性。例如，如果你是一名音乐家，并且大都只在当地俱乐部里表演，但是你把自己和世界上最有名最成功的音乐家相比，那就没意义了。做这样的对比很可能让你觉得自己不够优秀，因为你会觉得自己不可能比得上他们。

我们中心的研究显示，与社交焦虑较弱的人相比，社交焦虑较强的人更会做一些不同类型的社会对比。具体来讲，社交焦虑连带着一种趋势，一种更频繁的“比上”的趋势。换句话说，社交焦虑的人更有可能把自己和他们认为比自己优秀的人做对比。比上的趋势也就增加了一个人比过之后感觉更糟的可能性。

你能回想起最近一些你把自己和别人比的例子吗，和你认为比自己更有吸引力、更有竞争力、更强壮、更时髦或不那么焦虑的人比吗？或者你会在其他一些层面“比上”吗？比过之后你感觉怎样？你是不是经常把自己和你认为在某一层面理想或完美的人比，而不和你认为平常或一般的人比？请在下面的空白处，举一个你把自己和在某种程度上比你“好”得多的人比的例子。

____

____

____

____

提高“人际技巧”后你能受益吗

每个人都有给别人留下不好印象的时候，仅仅因为不知如何给另一个人或另一些人传递某一特定信息。大体来讲，这不是什么大问题，除非这种情况经常发生或是在非常关键的情境中发生。

尽管社交焦虑的人往往低估自己，但大多数情况下，他们还是有良好的社交技巧的。此外，随着焦虑减少，他们不断练习在之前恐惧的情境中和别人交流，他们的交流技巧往往也随着时间的推移有所提高。以下是一些可能你想要考虑着手提高的交流技巧。最后你可能发现，这非常有助于你跨越好些年一直回避的情境,并且有助于你了解之前因为回避而失去机会了解的让你跨越这道坎的一些微妙细节。例如,如果你从没约过会,那在你懂得如何邀请别人才能最大可能得到肯定答复之前,你可能就需要练习一下。阅读这些例子的时候,请尽量找出你想要学会的"人际技巧"。这一部分的最后留有空间供你记录你的思考结果。

敢于直言。你是不是觉得做个坦率的人很难?换句话说,如果有人要你做你不愿做的事,你觉得说"不"难吗?如果有人对你不公或没有做他们分内的事情,你觉得让他们改变自己的行为难吗?很多人有时觉得直接独断地处理这种事情很难。然而,你越是难于融入需要坦率沟通的情境,你从学习坦率技巧的过程中就会收获越多。

肢体语言、语气和眼神交流。你和别人做眼神交流是否有困难?你的语气或肢体语言是不是传递出了你不乐意和别人打交道这样的信息?传递这样信息的行为可能包括说话小声或每句话说到最后你就降低声调,跟别人说话时离得远远的,回答问题太过简短,体位"封闭"(比方说双臂交叉或双腿交叉)等。虽然你可能在社交情境中用这些行为来保护自己,但实际上可能会适得其反,从而拒他人于千里之外。如果你传递给别人的信息是你不在状态,那对方就更可能会走开。

会话技巧。你是否不太清楚跟同事或同学该聊些什么?也不了解应该怎样或何时结束一段对话?你是不是觉得很难把握适当地谈谈自己和喋喋不休谈论自己之间的分寸?你是不是经常因为自己发表的评论冒犯了别人?如果你不擅长闲聊或拉家常,那么努力提高这些技巧可能会让你受益。

结识新人。当你想和不认识的人搭讪时,是不是觉得不知说什么好?你是不是不敢约别人出去?你是不是不知道怎样才能认识新人,去哪儿才能认识新人?其实有很多地方都可以,也有好多小窍门可以让你更容易认识新人。第一步就是要确认这是不是你想要努力的方向。

做口头报告的技巧。成功的演讲需要很多复杂的技巧和行为。只做到平静和自信是不够的。打动听众的演讲者知道如何借助幽默、有效的音频视频和讲义、鼓励听众参与、传达出对所讲话题的兴趣等来抓住听众的注意力。如果你害怕做报告,要克服这种恐惧,提高你的演讲技巧是你努力的一个方面。

请在以下空白处列出任何你想要提高的社交或交流技巧。

我想要具备或提高的社交技巧:

____

社交焦虑对你或你生活的干扰程度有多大

我们在第 1 章已经提到，只有当社交焦虑、羞涩和与表现相关的恐惧影响到你各方面的运作或者是这种恐惧困扰到你了，才能称其为问题。因此，作为自我评估的一部分，弄清这种恐惧困扰到你的哪些方面、没影响哪些方面对你是很重要的。你有没有一些最渴望要克服恐惧的特定情境？例如，克服与朋友交往时的恐惧对你可能更重要，而相对来说，如果你从不需要在一大群人面前发言，那克服对公共演讲的恐惧对你来说就没那么重要了。

请在以下空白处，记录：(1)社交焦虑如何干扰你的正常运作（包括工作或学习、社交生活、社会关系、个人爱好和业余活动、家庭和家庭生活）；(2)你最想改善自己社交焦虑的哪些具体方面；(3)你不太想着手改善自己社交焦虑的哪些方面。

社交焦虑如何干扰我的生活：

我想要改善自己社交焦虑的方方面面：

我不想改善自己社交焦虑的方方面面：

你的社交焦虑是怎么开始的，何时开始的

在社交情境中第一次有明显的焦虑时你多大？那个时候你的生活中发生了什么？

第一次发现社交焦虑开始干扰你的生活的方方面面时你多大？当时发生了什么？

____

____

这些年你的社交焦虑进程如何？有所改善，保持原样还是变得更糟了？你知道是什么因素导致了这些年的变化吗（例如，婚姻或搬进了一个新社区）？

____

____

____

有没有具体的事件最初导致你在社交情境中变得更紧张或者让你的社交焦虑变得更严重（例如有过一些诸如此类的经历：报告做得不顺利、成长过程中被人取笑或在公共场合做了尴尬丢脸的事情）？

____

____

____

家庭其他成员中有类似的问题吗

你知道家里还有其他人有诸如羞涩、社交焦虑或与表现有关的恐惧这样的问题吗？如果有，你认为这对你在这些情境中的感受有影响吗？如果你认为有，那它又是如何影响的呢？

____

____

____

有没有身体方面的原因导致了你的社交焦虑

对有些人来说，某些身体或内在的原因可能导致其有社交焦虑。例如，和不结巴的人相比，结巴的人在和别人说话时可能会更紧张。他们的恐惧通常是因为想到自己会结巴而别人会发现。同样地，有其他内在病症的人（例如，因为帕金森症发抖，行动不便得靠轮椅，因为严重关节炎字写不整齐）可能也会觉得别人在观察他们的症状而害羞。

其他人，尽管他们可能没有内在疾病，但即使在不害怕的时候仍然比别人更可能手发抖、脸红或过度出汗。对这些人来讲，这些反应往往会非常强烈，甚至不在社交情境中或不是很焦虑的时候也可能经常发生。虽然很多有这些严重症状的人不在乎别人是不是在注意，但对有些人来讲，有这些症状就会导致他们产生社交焦虑。

你有什么身体状况或内在疾病增加了你在其他人面前的焦虑感吗？如果有，请详细记录在下面的空白处。

____

____

____

记日记

用来评估社交焦虑的日记通常是一些表格，在上面可以记一些与焦虑相关的症状，包括遭遇恐惧情境的频率，焦虑的程度（用从 0～100 的数字评分梯度），脸红、发抖等不适的生理反应以及焦虑的想法和预测（例如，"做这个报告会让我出丑"），还有回避、分心等焦虑行为。你在第 1 章填写的《社交焦虑三大组成部分监测表》就是这种日记的一个例子。这本书里还有很多其他表格和日记，可供你在尝试后面章节里描述的具体疗法时使用。

行为评估

最常用的社交焦虑行为评估就是"行为方式测试"，简称 BAT。这种评估法需要被测试人亲临其害怕的情境，测试其焦虑及相关症状。例如，如果你害怕做公共演讲，你可能就不得不在公司的员工大会上发言。会后，记录一下会场的详情（还有哪些人出席了，你讲了多久等），你的恐惧程度（例如，百分制你打 80 分），你的焦虑想法（比方说，"我会语无伦次"），还有你是不是有什么回避行为（比方说回避目光交流）。

如果你确实太害怕身临其境去做这种评估，或者因为其他原因无法完成，也可以用角色扮演的形式来完成。在角色扮演时，测试人在临床医师或另一个人在场的情况下把他/她害怕的情境表演出来。例如，如果害怕参加工作面试，你就可以让另一个人（朋友、家人或临床医师）扮演面试考官。练习后，你再记录下面试现场的详情、你的焦虑程度、焦虑想法以及回避行为。

临床医师之所以会采用行为评估法，因为与传统的评估形式相比，如面试和问卷调查，行为评估法有不少优点。首先，这种评估形式不太可能因为测试人记不清恐惧的细节而受影响。例如，如果让其描述过去面临某个情境时的恐惧程度，有些人可能就会高估或低估。他们的记忆可能会被恐惧情境中特别消极的感受所影响，结果，他们所评估的恐惧程度比实际上要高。而且，测试人对自己在恐惧情境中的反应可能记得很模糊，因为他们通常回避自己害怕的情境。这样我们也就很难确切地了解他们面临此情境时的感受。

行为方式测试的另一个优点是允许临床医师和测试人直接观察在其他情况下可能被忽略的一些焦虑想法,同时临床医师还能独立评估被测试人发抖、脸红或出汗等反应可被其他人观察到的程度。

你能想到一个自己可行的行为方式测试或角色扮演吗?例如,如果你害怕在会上大声发言,那就尝试一下。会后,立即记录你的身体症状、焦虑想法以及你发言时采取的回避行为。情况比你预期的要好一些还是糟一些?和你预期的一样吗?

疑难解答

你可能会发现自我评估并不像你所希望的那样进行得很顺利。以下是一些自我评估过程中可能出现的常见问题,还有一些解答、建议和安慰的话。

问题:我不知道所有问题的答案。

解答:预料之内。随着治疗的进展,你将有机会更了解自己的社交焦虑。自我评估是一个持续的过程,没必要在着手改善你的社交焦虑之前知道所有问题的答案。实际上有些问题你可能永远也不知道答案,没关系。这一章的目的只是帮你弄清楚最困扰你的是哪些方面。

问题:回答这些问题还增加了我的焦虑。

解答:这很正常。做自我评估迫使你注意那些引起你焦虑的想法。焦虑增加往往只是暂时的。随着这本书里提到的治疗程序的进展,有可能你会发现专注于社交焦虑连带的想法和感受变得不那么令你焦虑了。

问题:我对这些问题的回答取决于很多不同因素,所以我觉得很难回答某些问题。

解答:做评估的人经常会提这个问题。因为回答取决于太多不同因素而让问题很难回答。例如,问题"你有多害怕做公共演讲"就可能取决于以下这些因素:报告的题目、到场的人数、屋里的光线、报告的时长、准备是否充分以及很多其他因素。我们建议你在处理较难问题时,以典型或一般情境为基础来回答。因此,如果依据情境不同你对公共演讲的恐惧程度在30~70分的话,你就可以写50分。如果你乐意,还可以写成"30~70",这样还更准确些。

读完本章之后，你应当对你的社交焦虑的性质有了更深的理解。你应当更清楚自己害怕并回避的是哪种社交情境，哪些因素影响了你的不适程度，你焦虑时有哪些生理反应，哪些想法和行为引起了你的恐惧以及社交焦虑如何干扰你的生活。理解自己社交焦虑的这些方方面面将帮你在接下来的章节中选择战胜恐惧的最佳疗法。

第二部分

克服社交焦虑

4.制订一份改变行为的计划

本章将帮助你了解制订一份治疗计划的各种要素。这些因素包括治疗社交焦虑的最佳时机、治疗动机、准备状态,确定治疗目标,尝试理解以往的治疗可能起作用或不起作用的原因,并且了解你目前的治疗方案。

目前是开始实施这项计划的最佳时机吗

在某种程度上,你总感觉似乎永远没有一个恰当的时机去启动一项新的计划。总是会有各种同等重要的事情等着你去处理,使你很难找到空闲时间或额外精力去尝试新的东西。你的工作可能非常忙碌,你也可能正在摆脱感冒的困扰,或者你的孩子此时很难搞定。尽管时机可能并不完美,但是考虑到你目前的生活状况,你必须决定你是否有可能开始这项计划。你从本书中得到的收获将取决于你对下列问题做出的肯定回答。

- 你有足够的动力使自己变得不那么羞涩或减轻你的社交焦虑吗?你真正在乎这件事吗?
- 为了在以后的社交和表现情境中感到更自如,你愿意在短期内承受更大的焦虑吗?
- 至少在某种程度,你能够把生活中的其他主要问题和压力(例如家庭问题或工作压力)先放在一边,而专注于学习如何控制社交和表现焦虑吗?
- 你能够每周腾出几大块时间来练习本书中介绍的技巧吗?

希望你在仔细考虑这些问题之后,能保证致力于克服社交焦虑。然而,你也可能会认为此时并不是解决这个问题的最佳时机,而宁愿等到你的生活状况发生变化。如果是这样的话,你仍会发现阅读此书有帮助,因为它包含了你随时急需的策略。然而,要做出较大改变,就要经常并持之以恒运用本书中介绍的技巧。在你决定是否要在目前阶段克服焦虑问题时,接下来的部分将对你有进一步的帮助。

改变的动机与准备状态

专家们指出,人们在打算进行行为改变之前,例如戒烟、减肥或改善工作习惯等,必须经历五个阶段。我们通常把描写这几个阶段的模式称作行为改变的跨理论模式。这五个阶段包括:

1. 意图前期。在这个阶段,人们没有意识到自己有问题或者说没有打算进行改变,要么因为他们不愿做出改变,要么他们确信行为改变是不可能的。例如,一个过分肥胖的人确信自己的体重不会发生改变(那么又何必尝试去减肥呢)。

2. 意图期。在这个阶段,人们打算在一段时间(例如6个月内)后做出改变。他们不仅意识到了改变的益处,而且也关注行为改变可能付出的代价。例如一个吸烟者考虑在数月后戒烟。

3. 准备期。在这个阶段,人们准备在不久后做出改变(例如,在下个月)。对于个人来讲,改变的益处比改变的代价更加显而易见。例如,某人为了使自己变得更健康,决定在数周后进行健身。

4. 行动期。在这个阶段,人们采取实际的措施设法改变一个问题行为。例如,感到抑郁的人可能开始去找医生治疗抑郁症。

5. 维持期。在这个阶段,人们已经做出了行为改变,而且努力让问题不再复发。例如,一个长期酗酒的人已经戒酒半年,而且已经不再与那些酒鬼们混在一起了。

尽管这个模式主要是对努力要改变自己健康习惯(例如,锻炼、饮食、药物滥用,改善药物依赖性)的人进行了研究,但它也可以应用于羞涩和社交焦虑的治疗。这五个阶段你进行得越远,就越有可能从本书描写的策略中受益。例如,如果你处于行动阶段,那么与你处于意图前期而不打算做任何改变相比,你会从本书中受益更多。

当然,这些阶段互相重叠,确定你处于哪个阶段并没有明显的界限。实际上,对于你的社交焦虑的不同方面,你可能处于不同的阶段。你也许认为目前你不可能做出改变(意图前期),你也许正在考虑在接下来几个月努力找到一份更好的工作(意图期)。你也许已经报名参加了一个夜校班,这样你就可以开始结交新朋友了(行动期)。可幸的是,当你在某些方面做出改变时,你也许会发现你也更乐意在其他方面做出改变。

要想成功地改变你的社交焦虑,你就必须愿意、能够而且准备采取行动。愿意是指这个改变对你来说很重要,而且也是你自己想做出的行为改变。能够是指(一旦你被给予了恰当的方法和策略)你有信心自己能够做出改变。准备是指对你来说目前这个行为改变最具优先性,并且为了完成这个改变你准备把其他重要的事情放在一边。使用以下这个评分梯度表估算你愿意、能够、准备做出改变的程度。你可以用数字 0 ~ 100 表示每一个级别。

0	10	20	30	40	50	60	70	80	90	100
一点不		有一点			适度的		非常多			完全地

________ 愿意(等级从 0 ~ 100)

________ 能够(等级从 0 ~ 100)

________ 准备(等级从 0 ~ 100)

克服社交焦虑的损益得失

对于大多数人来说,使用本书中描写的策略所获得的益处会远远超过你付出的代价。要是不相信,你可能就不会阅读此书。尽管如此,你也许对行为改变抱有喜忧参半的感觉,因此,思考变与不变的原因对你可能有帮助。我们将首先讨论做出改变可能付出的代价。

克服社交焦虑的代价

本节将讨论改变的代价。在你阅读本节的过程中,我们想提醒你的是这些可能产生的代价大多数只是暂时的不便,只有当你努力克服焦虑的时候才会出现。随着你的焦虑状况得以改善,这些代价也将逐渐消失。而且,与其把它们看作是代价,不如看作是挑战,这样对你会更有好处。毕竟,大多数代价都是能够掌控的,我们通常采取一些可行的解决办法来减轻这些代价所造成的影响。

(1)药物治疗的代价。如果你选择药物治疗,那么你不得不记住要按时服药,而且新药的费用可能很贵,尤其是不包括在你的健康计划中的新药。药物可能对你产生副作用。不同的药物可能产生不同的副作用,主要表现在疲劳、头痛、体重和胃口的改变以及性功能的改变。当然，在第 5 章你会了解到许多由药物引起的副作用在服药的头几周最严重，一段时间过后情况逐渐改善，然后渐渐变得易于控制。药物的副作用也会随着调整剂量、改变药物或者完全停药而减轻。

(2)心理治疗的代价。心理治疗也伴随着代价，例如面对你感到害怕的情境。首先，心理治疗耗时长。例如，为了从基于暴露训练的治疗中获益更多，你可能必须每周抽出 3 ~ 5 天，每天练习 1 个小时或更久。而且心理治疗的费用也很昂贵(尤其是短期)，这主要取决于你的承保范围与治疗师收取的费用。另外，进行暴露练习可能会使你感到焦虑和不适，特别是在治疗初期。虽然这些练习可以量身设计，使你的不适在能控制的范围内，但你的畏惧感可能会不时地加剧。除了感到不适，你也可能会感到更疲累，尤其是在进行面对你感到不自在的情境的训练时。你也可能感到烦躁，甚至可能会做那种引发焦虑的梦。最后，你病情的改善可能会不太顺利。行为的改变可能需要一些时间，并且你也许有一段时间(数天、数周、甚至数月)会感到有所退步。对于许多人来说，这是克服社交焦虑过程的一个正常阶段。然而，如果你继续使用本书中介绍的方法，你的焦虑状况应该会在一段时间以后得到改善。

(3)其他可能付出的代价。克服焦虑可能也会对你生活的其他方面产生影响。在大多数情况下，这种影响是积极的，但也可能会因为改变而付出代价。如果你与某人有长期的社会交往，你也许会发现对方将需要时间来适应你做出的改变。例如，随着你对社交活动逐步适应，你也许经常会和朋友或同事一同外出。如果你的伙伴已习惯经常与你在一起，他就必须适应你做出的这些改变。在恰当的时候，有必要与你的伙伴、朋友和家庭成员坦诚讨论你正在做出的改变。这将向他们表明你已经感觉到自身社交焦虑的改善使他们受到了影响。

你还能想出克服社交焦虑、羞涩或与表现有关的恐惧感可能付出的其他代价吗？如果有，请在下面空白处写下来。

____

____

____

克服社交焦虑的益处

有幸的是，克服社交焦虑也有诸多益处。我们在上一节中提到了，克服社交焦虑的代价通常只是短期的不便。另一方面，改变的益处往往要持久得多。本书给你提出的挑战就是你是否愿意为了获得长期的收益而忍受短期的痛苦。以下就是克服羞涩与社交焦虑的一些潜在益处：

- 学会在令人感到恐惧的社交和表现情境中感觉更自在。
- 结识新朋友。
- 提高你的人际交往质量。
- 学会以更自如的方式在与你工作或事业相关的情境中搭建人际网络关系。
- 在闲暇时间有更多可供选择的事可做。
- 提高你的工作期望值（例如，意识到你有新的晋升机会或是寻求一份高薪职位）。
- 通过继续深造学习打开自我提高的机会。
- 学会增添生活乐趣。
- 感觉更加自信。
- 提高自我表达能力。
- 学习用于解决其他问题的策略，例如，生气、抑郁或陷入困境的关系等问题。

根据以上例子，或你所了解的其他情况，你能想出克服社交焦虑带来的益处吗？围绕着基于你自身的内在价值观和目标所产生的益处（例如，“我想拥有更亲密的友谊”），而不是基于他人的价值观和目标（例如，“我妈妈想让我结交新朋友”）。当你确定做出改变的自身原因时，以下所列出的问题可能对你有帮助：

- 我希望5年后我的生活会有何不同呢？
- 如果我感觉更适应社交活动，那么我生活的哪些方面会变得更好呢？
- 我想成为哪种人？我的社交焦虑是如何阻碍我成为那种人呢？
- 在社交焦虑成为像现在这样一个大问题之前，我的生活又失去了哪些东西呢？

在以下空白处写下你做出改变的原因：

____

____

____

既然你已有机会思考克服社交焦虑的损益得失,那么你就处于更有利的地位承诺要努力克服恐惧感。假如你已决定按照计划进行下去,那么本章接下来的部分将帮助你了解最适合你个人需求的策略。

设定改变的目标

如果不设定具体的目标或任务,你就不可能评估你是否达到了希望的改变。目标可以由以下几种不同方法进行描述。第一,目标可以反映你想实现的短期或长期的改变。例如,如果你害怕在公共场合讲话,那么可行的一周目标就可以设定为不管你感到有多么焦虑,你都要在工作会议上提一个问题。一个半年目标可以设定为当你做半小时口头陈述时不要感到过分焦虑。在克服社交焦虑的过程中,确定短期目标(例如,本周你想实现什么目标)、中期目标(例如,在今后几个月你想实现什么目标)和长期目标(例如,明年或后年你想实现什么目标)是至关重要的。

目标可以分为具体目标或总体目标。具体目标比总体目标要详细得多。因此,与总体目标相比,具体目标通常能更好地指导你选择恰当的治疗策略。而且,有了具体目标,你也更容易衡量目标是否实现。虽然你可以设定若干总体目标,但你也应该试着设定尽可能多的具体目标。以下列表就是总体目标和具体目标的例子。

总体目标	具体目标
做口头陈述时感觉更自如	在每周的销售会议上做陈述时畏惧等级从100%降到40%
选个日子约会某人	在本月底邀请约翰(或简安)与我共进晚餐
认识更多朋友	在年底前至少认识三个新朋友,我可以和他们一起看电影或观看体育比赛
在人群中感觉更自在	能够在拥挤的商场里或大街上穿行,把畏惧等级降到30%或40%以下
更好地应对批评	能够容忍关于我的年度工作业绩评估的负面反馈而不会感到心烦,同时关注过去一年工作中所取得的成绩
在课堂上提问	在本学期的每堂课上至少提一个问题
更好地处理群体关系	在派对上能够自如闲谈且保持目光接触,大声讲话足以让他人听见

现在,思考一下你想做出哪种改变。特别是思考你想要改变的社交焦虑的方方面面(包括焦虑想法,你逃避的情境, 等等)。尽量注重实际,而且要认识到你的目标可能会发生变化。例如,目前你可能不必在日常生活中做口头陈述。然而,如果你有了一份需要做公共演讲的工作,你的目标可能会稍作修改来反映这种情况的改变。

你可以在以下为你提供的空白处填写一下从现在起至下一个月的目标和未来一年的目标。当然,如果你愿意,你还可以设定其他时段的目标。需要记住的是你可能有不同的短期和长期目标。尽管有些目标在未来一年或两年内可以实现,但要在未来一周或一个月内实现却是不现实的。

一个月目标

1. ____________________
2. ____________________
3. ____________________
4. ____________________
5. ____________________
6. ____________________
7. ____________________
8. ____________________
9. ____________________
10. ____________________

一年目标

1. ____________________
2. ____________________
3. ____________________
4. ____________________
5. ____________________
6. ____________________
7. ____________________
8. ____________________
9. ____________________
10. ____________________

回顾你以往尝试过的社交焦虑的治疗

本节有双重目的。首先,如果你过去已经尝试过克服社交焦虑,那么本节将会帮助你回顾那些对你起作用与不起作用的治疗。其次,如果你亲自尝试过这方面的治疗,那么本节将帮助你了解你以往克服社交焦虑的某些治疗对你不起作用的可能性原因。通过了解以往成功与不太成功的治疗尝试,你将能够为目前要尝试哪种策略做出更加成熟的决定。如果过去有一种治疗发挥了良好的作用,你也许就想再次尝试。而如果你并未受益于以往的某次治疗,那么你可能想尝试新的治疗策略。然而,如果你在初次尝试某种治疗的时候并不抱太大的希望,那么你仍应该考虑再一次尝试这种治疗。

在下列表中勾出你以往尝试过的治疗策略,并在空白处记录下以前的治疗结果是否有效。

以往的治疗记录

是　　否　　治疗策略

____ ____ 药物治疗

如果选择是,请列出药品名称、治疗时间和每次服药的最大剂量,并且描述你服药过程中产生的副作用,是否每次服药都有疗效,指出你是否按规定服药。

____

____

____

____ ____ 暴露于令人感到恐惧的情境中

如果选择是,描述一下治疗情况(包括暴露的频率、治疗时间、练习的情境类型和疗效)。

____

____

____

____ ____ 认知疗法(这种疗法围绕着教会患者改变焦虑思维的策略;并且通常把完整的思维记录看作一个组成部分)。如果选择是,请描述一下治疗情况(包括治疗时间和疗效)。

____

____

____

____ ____ 技能训练(这种疗法包括自信训练、公众演讲或者交际课程)。如果选择是,描述一下治疗策略情况或课程内容(包括治疗时间和疗效)。

____

____

____

____ ____ 领悟取向疗法(这种疗法围绕早期的童年经历,并帮助患者理解某一问题背后的深层原因)。如果选择是,描述一下治疗情况(包括治疗时间和疗效)。

____

____

____

____ ____ 支持疗法(在这个非系统化的治疗法中,患者需要描述过去一周的经历,然后治疗师提供心理支持,并提供建议解决几周以来出现的问题)。如果选择是,描述一下治疗情况(包括治疗时间和疗效)。

____

____

____

____ ____ 自助书籍

如果选择是,描述一下治疗情况(例如,你看过什么书?该书采取的什么治疗方式?对你有用吗?)。

____

____

____

既然你已了解了以往尝试过的具体治疗方法,如果你有过这样的经历,那么接下来你将要搞清楚为什么某种疗法无效或者只有部分疗效。下面为你列出了一些心理治疗和药物治疗有时候不起作用的原因。

为什么心理疗法有时候不起作用

- 这种疗法对于治疗社交焦虑是不起作用的。很多心理疗法从未用于治疗社交焦虑的研究,而且其他的心理疗法也起不了什么作用(认知行为疗法是研究中疗效最好的方法并且也得到了有力的支持)。
- 治疗师对于所提供的疗法毫无经验,尤其是治疗羞涩与社交焦虑。
- 暴露训练的频率和强度太低。如果你暴露于社交情境的频率过低,那么你将不太可能达到理想的效果。
- 治疗时间不够持久。如果在看到疗效之前就放弃治疗,你就可能不会从之前的治疗中获益。
- 个人认为治疗将会不起作用。有证据表明一个人的期望程度能够影响心理治疗的效果。

• 个人不配合治疗。如果你错过了治疗课程,上课迟到,或者不完成作业,那么治疗就可能不会有效果。

• 个人生活中的其他问题或压力干扰治疗效果(例如,严重的抑郁症,酒精滥用,强压力的工作,婚姻问题和健康问题)。

为什么药物疗法有时候不起作用

• 错误用药会导致无效。有些药物比其他药物用于治疗社交焦虑更有效(见第 5 章)。另外,对某一个人起作用的药物不一定是其他人的最佳选择。

• 服用药物的剂量不够。

• 治疗时间不够持久。某些药物要服用 6 周后才能看到效果,而且太早停药会导致焦虑症状反弹。

• 个人认为药物治疗是不起作用的。和心理疗法一样,有证据表明一个人的期望程度常会影响药物对他或她的疗效。

• 药物产生的副作用令人太难受。

• 个人使用药物、酗酒或者服用其他药物都会影响社交焦虑药物的疗效。

• 个人不配合治疗(例如,忘记服药)。

如果你过去已尝试克服社交焦虑,而发现治疗毫无疗效或只有部分疗效,那么你猜测过为什么治疗效果不如你所期望的那样吗?基于你以往的治疗或者用药,你想再次尝试哪些策略呢?

1. ______________________________

2. ______________________________

3. ______________________________

有哪些策略是你肯定认为不应该再次尝试的?

1. ______________________________

2. ______________________________

3. ______________________________

克服社交焦虑行之有效的策略

人们已使用了上百种方法来克服情绪问题、行为问题和坏习惯。其中一些方法就包括了心理疗法、药物疗法、祷告、放松训练、瑜伽、催眠、分心、饮酒或服药、锻炼、改变饮食、奖惩、草药、传统治疗、针灸、教育、阅读有关问题、往世回归,等等。而且,每一种方法甚至可以进行更细的分类。例如,有许多不同类型的心理治疗和药物治疗,对于治疗某一特定问题,其中某些疗法比另一些更有效。介于所有这些不同的治疗选择,患者很难选择一个最佳疗法来进行治疗。

对于之前所列出的大多数方法,对总体上治疗焦虑,特别是治疗社交焦虑的作用几乎没有做过任何对照控制研究。"对照控制"这个术语用于描述当研究者已经检测到某一特定疗法的效果,而设法确保病情的改善是由于治疗本身而不是其他因素时所做的研究。值得注意的是,缺少对照控制研究并不意味着某个特定疗法就无效,仅仅只能表明我们不知道这种疗法是否会起作用或会起多大作用。

即使有人在接受某种治疗后似乎有所改善,但我们也很难知道是该疗法发挥了作用还是其他因素引起了情况的变化。例如,正如我们前面所提到的,在治疗过程中,某人对病情改善的期望程度也会影响到病情的改善。人们在接受了某种特定治疗后病情改善的其他一些原因可能也包括了时间的推移。对于某些问题来说(例如抑郁症),无论患者是否接受了任何具体治疗,一段时间过后症状也许会自然改善。某人例行生活的改变(例如,工作压力的减轻)也会使情况有所改善,并且能超过其他任何疗法的效果。

通过适当的对照控制研究,就能确定疗效是否来自治疗本身而不是其他因素。研究者所采用的一种策略就是利用对照控制组。例如,为了检验药物对某一特定问题的疗效,研究者常常给研究对象中一部分人一种安慰剂,而这种安慰剂根本不含有真正的药物。这一组人被称为安慰剂对照组。通常在研究结束之前,无论是医生还是病人都不知道患者服用的是安慰剂还是真正的药物。

检验药物是否发挥了疗效取决于与那些服用安慰剂的患者相比,服药的患者有何良好的反应,这包括研究者直接测量药物对一个安慰剂对照组的疗效超过了个人对治疗的期望程度。为检验心理治疗的效果而进行的适当的对照控制研究也包括相应的对照控制组,这样有利于理解某种特定疗法可能发挥作用的原因。

在本书中,我们主要围绕着在对照控制研究中已发挥疗效,并对帮助人们克服社交焦虑、羞涩和与表现有关的恐惧感行之有效的技巧。换句话说,与不进行治疗、安慰剂治疗、其他形式的心理治疗,或者其他相应的对照控制组研究相比,这些技巧已经证明了其有效性。我们所关注的技巧主要包括了两组策略:认知行为疗法和药物疗法。

认知行为疗法

认知行为疗法,简称为 CBT,包含了一组通常可以作为一个整体使用的技巧。许多研究表明 CBT 是一种克服社交焦虑的有效疗法(请查阅 Antony and Rowa,2008; Rodebaugh, Holaway, and Heimberg,2004)。认知行为疗法与其他更传统的疗法有所不同,主要表现在以下几个方面:

• CBT 是指导性的。换句话说,治疗师要积极参与到治疗中来,并且要提出具体化建议。

• CBT 的重点是改变某一特定的问题行为。某些其他的疗法主要是帮助个人深入发掘和了解问题的根源,而不提供解决问题的具体化建议。

• CBT 的疗程相对较短。社交焦虑治疗的课程通常只有 10~20 节课。

• CBT 主要围绕患者目前的观念和行为,这些观念和行为被认为是问题的根源。一些传统的治疗师往往更专注于患者童年的经历。

• 在 CBT 中,治疗师和病人是搭档,他们在整个治疗过程中通力合作。

• 在 CBT 中,患者设定治疗的目标,治疗师则帮助病人达到目标。

• CBT 通常包括用于衡量进展情况的策略,这样治疗技巧就可以进行调整以发挥最大效用。

• CBT 包括改变观念和行为,这样患者就能够更好地控制焦虑,并能操纵引发焦虑的各种情境。

用于治疗社交焦虑的认知行为疗法包括三种主要策略:认知疗法和暴露于恐惧情境的训练,有时也包括社交技巧的训练。

认知疗法

认知是指与假设、信念、预测、解释、视觉图像、记忆和思维相关的任何心理过程。认知疗法的基本假设是,当人们以一种消极的或带威胁的方式对自己所处的情境进行解释时,消极情绪就会产生。例如,如果一个人确信他人将以一种消极的方式评价自己或者过分在意他人对自己的看法,那么这种人必定会在某种社交场合中感到焦虑或不自在。认知疗法就是教会人们要更加意识到自己的消极思想,并以不太消极的思想取而代之。人们学会把自己的信念当作对事物发展所进行的猜测,而不是事实。他们不仅要学会分析导致他们产生焦虑想法的原因,而且也要学会换一种方式进行思考。

例如,因为亨利的朋友没有回他电话,他因此受到极大伤害,感到很生气,这种消极的情绪可能源自于亨利认为朋友并不关心他。在认知疗法中，亨利将学会思考朋友的这种行为可能有其他解释，包括他的朋友可能没有收到他的信息，可能忘记回他电话，或者可能出远门了。毕竟，对于一个体贴的朋友没有迅速回电话这个问题存在许多可能的原因。

在治疗初期，患者可以通过写日记来记录焦虑的想法，这样就能更切实际地预测和解释这些想法了。当人们开始质疑他们自己不切实际的消极想法而感觉更自在的时候，他们的新思考方式就变成习惯性地，而且再也不需要写日记了。人们要学会在失去控制之前操控自己的焦虑想法。认知疗法的技巧在第 6 章有详细介绍。

暴露疗法

暴露疗法是指人们逐渐地、不断地面对令他们感到恐惧的情境，直到他们不再产生恐惧。在大多数情况下，暴露治疗被看作是认知行为疗法的一个必要组成部分。实际上，作为一种改变焦虑和消极思想的疗法，暴露治疗也许比认知疗法更有效。通过把自己暴露在令你感到恐惧的情境中，你将会意识到在这种情景中的危险是最小的。通过自己的亲身体验，你的许多焦虑预测与想法将被证实是不正确的。你也将学会更好地容忍某些情境，尽管其中你的一些想法实际上也许是真实的(例如，当另一个人确实对你进行消极评价的时候)。最后，暴露疗法将给你提供一个机会来练习认知治疗技巧，同时也能提高由于长期回避社交场合而变得生疏的社交或交际技巧。第 7 章到第 9 章将对暴露练习的设计和实施做详细介绍。

提高社交技巧

社交技巧训练是指能改善你的社交行为且能提高你的交际质量的一种学习过程，因此，你将更有可能获得他人的积极回应。值得注意的是，大多数患有社交焦虑症的人拥有比他们想象的更好的社交技巧。实际上，正式的社交技巧训练通常不包含在 CBT 范围内，而接受治疗的患者反应良好。尽管如此，有证据表明有些人因为学习了新的社交技巧而从中受益，使自己变得更加自信，能更有效地进行闲谈，目光接触情况有所改善，同时也学会了约会或结识新朋友的基本技能。第 10 章详细描述了提高社交与交际技巧的策略。

药物治疗

许多药物已被证明是能有效治疗社交恐惧症的。这些药物主要包括了某些针对治疗焦虑症的抗抑郁的药物，例如，帕罗西汀(paroxetine)和文拉法辛

(venlafaxine),以及某些抗焦虑的药物,例如,氯硝西泮(clonazepam),通常情况下患者需要每天服药。每种药物都会产生不同程度的副作用,然而,对于大多数人来说,这些副作用是很容易控制的,并且大多数副作用往往随着时间的推移会逐渐减弱。

其他疗法

许多其他治疗社交焦虑的方法已获得了初步或有限的研究支持。其中一些治疗方法相当新颖,而且所有这些新的疗法只在治疗社交焦虑的一个或多个研究中被探讨过(其中大多数并不是对照控制研究)。尽管这些疗法是否同认知行为疗法和药物疗法一样有效还不得而知,但我们可以对这些方法先做一个初步了解。

正念训练

正念训练包括学会关注一个人当前的体验(例如,思想和感觉),而不对这些体验做出评判,也不设法改变它们,既不留恋过去也不预测未来。药物治疗通常是正念训练的一个组成部分。初步的证据表明,使用正念训练来治疗一般的忧虑状况和防止抑郁症复发有一定效果。一项最近的试验性研究表明,正念训练可能对治疗社交焦虑有效。

接受与实现疗法(简称 ACT)

ACT 是一种与正念训练有关的相对新颖的治疗方法,其目的是教会人们接受他们的体验(包括情绪、想法、意象和其他体验),而不是试图抑制、抗争或改变这些体验。正念训练是 ACT 的一部分,其他策略也同样在 ACT 中被使用。除了接受,该疗法还鼓励接受 ACT 治疗的患者做出承诺,要过一种符合他们自己价值观和目标的生活,这通常涉及行为的改变。尽管 ACT 常被认为是 CBT 的另一种形式,但它实际上与 CBT 有许多重叠之处。例如,用于治疗焦虑症的 ACT 和同样用于治疗焦虑症的 CBT 都会把暴露疗法作为治疗的一个组成部分。一项初步的、无对照控制的研究表明 ACT 可能会减轻社交焦虑症状。

应用放松训练

应用放松训练把学习放松身体肌肉与暴露于越来越有挑战性的情境相结合。许多研究表明,应用肌肉放松训练可能对治疗社交焦虑有效,但这种方法是由于肌肉放松,还是由于暴露于令人恐惧的情境,或者两者相结合才产生效果,还很难确定。没有任何研究表明肌肉放松训练是否比只进行暴露训练的效果要好得多。

人际心理疗法(简称 IPT)

人际心理疗法是只着重于个人的人际方面问题的一种简单治疗,例如,某人与他人关系方面的问题。IPT 主要用于研究患有抑郁症的人,并且研究表明,该疗法对治疗抑郁症和某些其他问题有效。因为 IPT 主要针对解决人际关系方面的问题,有些研究者想知道这种疗法是否也对治疗社交焦虑有效。尽管还有待于进一步研究,但一项初步的、非对照控制研究表明 IPT 可能对治疗社交焦虑有效。

选择治疗方案

如果你决定要尝试药物疗法,你可能需要获得医生的处方——通常从你的家庭医生或者精神科医生那里获得。然而,需要注意的是,在某些州,其他专业人员(例如,执业护士)也可以开处方药。实际上,现在有两个州(新墨西哥州和路易斯安那州)也允许受过专业培训的心理学家开处方药。对于大多数人来说,如果你有兴趣尝试药物治疗,那么,拜访你的家庭医生就是一个良好的开端。如果有必要,他或她会把你转诊到精神科医生或其他专业医生那里接受治疗。如果你有兴趣尝试接受心理治疗,如 CBT,那么你就要选择是自己设法克服问题还是寻求专业医生的帮助。

自我帮助还是专业帮助

对于大多数人来说,本书中介绍的一种自助方法可能就足够了。实际上,由摩尔、布拉杜克和阿伯拉莫维兹所进行的研究发现,即使没有进行任何额外的治疗,通过阅读本书第一版,大多数人的社交焦虑症状都会明显减轻。然而,对于其他人来说,只靠一本自助书籍是不够的,并且很多人发现由治疗师所提供的补充性治疗结构和支持也很重要。如果你决定寻求专业医生的帮助,那么本书仍会帮助你强化你已经获得的治疗。CBT 的一个重要部分包括对患者进行教学(通常使用自助阅读的方式),并且鼓励患者在课间练习各种 CBT 技巧。换句话说,治疗师所进行的 CBT 通常包括一个自助治疗的部分。一本自助阅读书与治疗相结合可能会减少你需要的治疗课程。有关寻求治疗师方面的更多信息,你可以阅读本章稍后关于寻求专业帮助的部分。

选择认知行为疗法还是其他心理疗法

几乎在所有情况下，我们都会建议把认知疗法和暴露训练作为治疗社交恐惧症的心理治疗方法，而且把这种疗法与社交技巧训练相配合对某些人来说也很有用。尽管其他的心理疗法肯定对某些心理疾病有一定疗效，但它们对治疗社交恐惧症和与焦虑有关的其他病症是否行之有效还没有得到足够的证明。

据报道，我们所治疗的某些患者已从 CBT 配合另一种形式的心理治疗的疗法中受益。在这些情况中，通常一个治疗师使用 CBT 疗法，而另一个治疗师则处理其他问题（例如，婚姻问题，虐待儿童问题）。虽然这种方法有时候非常奏效，但我们建议这两个治疗师应该密切配合，这样就能确保在对你的整个治疗过程中二者没有冲突。

选择药物疗法还是 CBT

许多研究已经探讨过是 CBT 或药物疗法，还是两者相结合的疗法最有效。尽管研究结果各不相同，但从总体上看，这三种方法至少在短期内同等有效。例如，到目前为止所进行的一次最大规模的研究表明，CBT 疗法、氟西汀（一种抗抑郁药）和二者相结合的疗法几乎同等奏效，而且这三种疗法都比安慰剂有更好疗效。

虽然这些疗法在短期内几乎同等奏效，但从长期看，CBT 往往是一种比药物更有效的疗法。换句话说，一旦停止所有治疗，仅仅靠药物治疗的患者比接受 CBT 治疗的患者更有可能出现症状反弹的情况。

另外，只因为这三种方法在一般情况下几乎同等奏效，那并不意味着它们同样可能对你有效。某些人似乎更适应药物治疗，而其他人似乎用 CBT 治疗或这两者相结合的治疗最有效。我们通常建议采用的方法就是以 CBT 或药物疗法开始，如果有必要在数月后再引入其他疗法。

团体治疗还是个别治疗

认知行为疗法可以针对个人也可以针对团体，而且这两种治疗方法都很有效。虽然大多数研究发现，团体和个别治疗法对于治疗社交焦虑几乎具有同样效果，但是某些研究表明个别治疗法还是占一定的优势（相关综述见 Bieling, McCabe, and Antony,2006）。

无论你选择哪种疗法，你都应该了解每种疗法的利与弊。团体治疗法使患者有机会认识其他有相同问题的人，这样患者既可以从其他人的失败和成功中吸取教训和总结经验，也意识到自己并不是唯一患有此病的人。团体治疗也给患者提供机会接触参与暴露练习和角色扮演练习的其他患者。例如，团体治疗的成员可以在暴露练习过程中充当做陈述演讲时的观众。

团体疗法的另一个优势就是治疗的费用。因为你要和其他患者共享治疗时间，所以团体治疗的每节治疗课程的费用通常比个别治疗的低。如果你选择团体治疗，我们建议你找一个专门针对焦虑问题的治疗小组，最好是针对社交焦虑问题（而不要找那种组员患有多种不同病症的小组）。你最有可能会在焦虑症专科诊所里找到这样一个社交焦虑症的专业治疗小组。

个别治疗也有优点。首先，它没有团体治疗那么可怕，尤其是在最初阶段。你可以想象一下，虽然某人在众人面前发言会感到焦虑，而这种焦虑通常在几周后逐渐减弱，但患有社交恐惧症的人却往往害怕进行团体治疗。而且，如果你参与个别治疗，就不会和其他组员共同度过治疗时间。另外，因为有更多时间针对个人，那么治疗方案就是为满足你的个人需要而量身制定的。个别治疗法在疗程安排方面也有优势。如果你由于生病或休假而错过了一次疗程，你通常只需要重新安排一次个人治疗课程就可以了。相反，如果你错过了一次团体疗程，要想赶上的话可能就更困难了。

选择团体治疗还是个别治疗应该取决于你对所有这些因素的仔细权衡。尽管CBT疗法越来越普遍，但在某些地方，无论是采用团体还是个别模式，都仍然很难找到这种疗法。我们想强调一下，在选择治疗方法的时候，最重要的一点就是找到一名有使用CBT治疗社交焦虑的经验的治疗师。既然团体治疗与个别治疗都很奏效，那么你到底选择哪一种疗法应该是一个次要问题了。

定期练习的重要性

虽然仅仅靠阅读关于如何克服社交恐惧症的书籍就可能有利于明显改变你的社交焦虑状况，但你也有必要操练本书中介绍的技巧。例如，如果你完成了监测进度表和日记，并且经常利用各种机会挑战你的焦虑观念，那么你将从第6章介绍的认知技巧中收获更多。

为了从暴露练习中得到最大收获，重要的是你应该尽可能经常地亲临令你感到恐惧的环境，并且直到你的恐惧感减轻，或是你发现你所担心的后果不会发生的时候才离开。许多暴露练习可以在你日常生活中进行(例如,与同事共进午餐,而不是自己一个人吃饭),但是其他的练习也可能要求专门腾出时间来进行暴露练习。

包括辅助治疗者还是协同治疗者

在治疗过程中,有助手或协同治疗师参与,例如,朋友、同事或者家庭成员,对你来说是有帮助的。助手的参与可以使你有机会练习角色扮演,例如,口头陈述,模拟面试,闲谈,或约某人外出。而且,他或她能够对你的表现做出真诚的反馈,并提供改进的建议。

当选择其他人来辅助你治疗时,我们建议你应该选择你信得过的人。这个人应该能够支持你,并且他不会因为事情进展缓慢,或者你处于某个特定的困境或焦虑的情境中时变得沮丧或愤怒。如果有可能的话,你的帮手应该阅读这本书中的一些相关章节,这样他或她对这项治疗和治疗的进展情况都有更好的了解。如果这样不可行的话,你还可以向你的帮手描述在练习过程中他或她应该做什么。

对其他问题的处理

许多患有社交焦虑的人也存在其他一些问题,包括焦虑性疾患、抑郁症、酒精或药物滥用、人际关系障碍等。在大多数情况下,这些问题往往不会干扰社交焦虑的治疗。然而,如果你目前正患有羞涩以外的其他病症,那么你应该思考两个问题。第一,社交焦虑症是你目前必须解决的最重要问题吗?如果不是,你可能应该重点解决对你生活造成最大困扰的问题。例如,如果你的抑郁症比社交焦虑问题更严重,那么你应该首先解决抑郁问题,然后当抑郁症得到控制的时候,再针对社交焦虑问题进行治疗。第二,是否其他问题非常严重以至于会妨碍你对社交焦虑的治疗呢?如果是,你应该首先处理其他更严重的问题。例如,如果你经常饮酒,你就不可能坚持操作本书中的练习了,那么你在治疗社交焦虑之前致力于解决好饮酒问题就不失为一个好办法。

寻求专业帮助

如果你有兴趣寻求专业帮助来治疗社交焦虑,那么你需要记住以下的建议。

如何寻求专业治疗师或者医生

寻求一名治疗师或者医生最困难的地方在于不知道到哪去找。最好先去拜访你的家庭医生,他可能了解你所在地区的精神科医生、心理医生和治疗焦虑的专科诊所。你也可以打电话给附近的医院和诊所,询问他们是否能提供CBT或药物治疗社交焦虑。互联网也是一个巨大的信息来源,能够帮助你寻找你所在地区的相关治疗选择。你还可以找你的保险公司核实一下有关条例,是否有心理疾病治疗的保险范围。你的治疗计划可能会设定一些关于你所能见的人和所涵盖的疗程的数量方面的限制。

另一种寻求专业帮助的方法就是联系一家主要针对焦虑问题或CBT的全国性组织。例如,美国焦虑症协会(www. adaa. org)提供了美国及加拿大范围内关于选择治疗方法和自助团体治疗方面的信息(美国焦虑症协会包含了消费型和专业型会员)。行为和认知疗法协会(www. abct. org)是一个专业性的组织,它提供了治疗焦虑问题的从医人员方面的有关信息。在本书末尾的资源部分涵盖了关于这些组织和其他组织的完整的联系方式。你也可以与你所在州的心理或精神治疗协会联系以获得你所在地区的心理专家和精神科医生的有关信息。

当你选择专业治疗师的时候,别害怕提问题。在选定治疗方案之前,你应该弄清楚一些问题:

- 所提供的治疗类型。例如,如果你对心理治疗感兴趣,你应该了解这个人是否在使用CBT治疗社交和表现焦虑方面有经验。
- 治疗此病症的疗程数量。你必须承认,在进行全面评估之前往往很难搞清楚需要的疗程数量。在多数情况下,10~20个疗程就足够了。
- 每个疗程的持续时间。尽管有时候暴露练习的疗程需要花更长时间,但一个疗程通常持续一个小时。
- 疗程的频率。通常需要每周进行一次。
- 每次治疗的费用和首选的付费方式。付费方式灵活吗?
- 治疗的地点和设置。例如,进行治疗的地点是在私人办公室?医院?大学诊所?社区诊所?还是研究中心?
- 选择团体治疗还是选择个别治疗?两种治疗方法可能对你都有帮助。
- 是谁提供治疗?心理专家?精神科医生?心理学专业的学生?还是精神科的住院医生?这个人的经验如何?他或她在哪里接受训练的?如果是一

名学生治疗师,他或她得到多大程度的指导?导师的经验如何?如果你愿意,你可以与导师见面吗?

专业人员的种类

如果你有兴趣接受像CBT这样的心理治疗,那么你的治疗师可以是心理专家、内科医生、护士、社工或是其他领域的专家。但要记住的是,即使是最有实践经验的临床医生,不管他们是什么专业方向,在运用CBT治疗与焦虑有关病症方面都没有广泛的经验。你应该寻找一位能熟练运用认知和基于暴露练习的疗法来治疗社交焦虑的医生,这比医生的资历要重要得多。目前,心理专家最可能有这方面的专业知识,但是其他方面的专家也在提供认知和行为治疗方面得到越来越多的培训。

了解不同治疗师之间的差异往往把人弄糊涂。以下是关于提供CBT和相关疗法的主要从业人员的简单介绍:

(1)心理学专家。在大多数地方,专门治疗心理疾病的心理学专家通常是临床心理学或咨询心理学方向的博士。虽然他们是心理学博士(是指他们受过提供临床服务方面的基本训练,并且相对来说不太重视做研究)或教育博士(是指他们受过教育心理学方面的训练),但是他们通常也是哲学博士(就是说他们受过医学研究和临床护理方面的重要训练)。一个心理学专家的培训学习通常包括本科学士学位(4年),接着是5~8年的研究生培训。在一些州和省,拥有硕士学位的心理治疗师(通常有两年的研究生学历)也可以被称为心理学专家,然而在其他地方,硕士学位的临床医生也有其他称呼(例如,心理学专家助理,心理治疗师,心理测量专家)。

(2)精神科医生。精神科医生是四年制医学院毕业后专门从事心理健康问题治疗的内科医生。这方面的专业培训通常包括5年的住院医师培训期,也可能还包括专科医师培训。尽管精神科医师培训计划越来越多地要求包括CBT方面的培训,但是与其他医学从业人员相比,精神科医生更容易从生物学角度来理解和治疗焦虑方面的疾病。而且,与其他从业人员相比,由精神科医生治疗的优势在于,除了其他疗法,患者有机会采用药物疗法,而且唯有精神科医生有资格确认可能导致病症的内在原因。

(3)社工。社工接受培训后可以做各种事情,包括帮助人们更好地处理人与人之间的关系,解决他们的个人问题和家庭矛盾,也可以帮人们更好地应对日常压力。他们可以帮助人们解决各方面的压力问题,例如,住房不足、失业、缺乏工作技能、经济压力、疾病或残疾、药物滥用、意外怀孕或其他困难。大多数社工很专业,有些在私人机构从业,有些在医院或代理机构专门提供心理诊疗。虽然 CBT 很少包括在社工培训计划内,但有些社工在正规学校接受教育之后又接受了 CBT 方面的专业培训。

(4)其他专业人士。来自其他不同群体的专业人员可能接受过提供 CBT 或其他形式的心理疗法的培训。他们包括某些家庭医生、护士、职业医师、牧师或其他宗教人员,甚至也可以是未获得心理健康相关专业的正式学位的心理治疗师。正如前面所述,你应该了解你寻找的这个医生是否有经验,他是否能很专业地运用有效的策略来治疗社交焦虑,这比了解这个人是护士,是家庭医生,是心理学专家,是精神科医生,是职业医师,是社工,还是这些相关领域的学生要更重要。

治疗社交焦虑的最后几个问题

以下是对另外几个常见问题的回答。

(1)治疗需要持续多长时间?如前面所述,采用认知行为疗法治疗社交和表现焦虑通常要持续 10 ~ 20 个疗程。有的患者有时在仅仅接受了 3 ~ 4 个疗程的治疗后就有明显进展,尤其当他的恐惧心理不严重的时候。在其他情况下,治疗可能持续好几个月甚至好几年。如果你正在接受药物治疗(特别是抗抑郁症药),那么我们通常建议你在接受药物治疗半年到一年或是更长时间以后才能逐渐减少剂量,并最终停止服药。如果出现症状反弹,你也许有必要重新考虑药物治疗或尝试另一种不同形式的治疗。

(2)治疗效果持久吗?正如我们前面讨论的,尽管你在接受 CBT 治疗的时候可能偶尔会经历痛苦的阶段,但 CBT 的治疗效果往往要相对持久些。相反,突然停止药物治疗就更可能导致焦虑症状反弹。在某种程度上,通过较长时期的持续服药(逐渐减少剂量,服用“维持”剂量)并且逐渐停药,你就能够防止出现这种情况。而且,正如在第 5 章所述,停止服用某特定药物比停服其他药物更容易导致症状反弹。你最好能先与你的处方医生讨论一下减少或停止用药的情况,然后再改变你服药的剂量。

(3)能完全“治愈”吗?有小部分患有严重社交焦虑症的患者能够达到几乎不会再患上任何社交焦虑疾患的效果。同样的,也有小部分患者通过 CBT 或药物治疗都不能达到任何疗效。然而,对于大多数人来说,治疗结果往往介于这两种极端之间。恰当的治疗可能会极大地减轻你的社交焦虑、逃避行为和日常生活的糟糕状况,这是切合实际的期望。然而,某些引起焦虑的情境至少在一定程度上也可能仍然存在。如果你还记得大多数人都会时不时地患有社交和表现焦虑症,那么这个结果看起来不算太差。

(4)如果你不喜欢你的治疗师或医生,怎么办?希望在仅仅几周的治疗后情况有所好转,虽然这并不太现实,但是你应该知道与你的治疗师或医生一两次会面之后你们是否合作愉快。如果你对治疗的进展情况感到不满意了,你可以考虑尝试和其他医生合作。无论你采用 CBT 还是药物疗法进行治疗,在治疗开始后的 6 ~8 周内,你应该能够看到变化。如果在两个月治疗后还没有任何成效,你应该向你的医生或治疗师询问治疗没有进展的可能性原因,并且考虑尝试采用其他的疗法。

衡量治疗过程中的变化

第 3 章,我们强调了密切监测整个治疗计划中的进展情况的重要性。我们建议你应该定期(每隔几周)观察你的治疗进展情况,包括思考你已经做出了什么样的改变和有待实现什么样的改变。根据你的进展情况,你可以修改你的治疗计划。你也可以更新你的治疗目标。我们建议你不定期地完成第 3 章中的某些表格以作为评估你的社交焦虑是否正在改善的衡量标准。

制订一个全面的治疗计划

在第 1 章和第 2 章,你了解了社交焦虑的本质和原因。在第 3 章你完成了一个关于你自己焦虑症状的全面评估。然后,当你在回顾以前所尝试的治疗和制订治疗计划的时候,你又继续在本章中进行自我评估。目前你正准备制订一个治疗计划。现在你应该知道你需要解决哪方面的问题,你是将靠自己的努力还是靠专业治疗师或医生的帮助来克服社交焦虑。

如果你想尝试药物治疗,我们建议你接下来阅读第 5 章。第 5 章介绍了各种治疗社交和表现焦虑的药品,这些药品都显示了其良好疗效。如果你有兴趣尝试认知行为技巧,我们建议你制订一份未来几个月的治疗计划。以下举例说明了怎样制订这样一份计划:

- 下周开始阅读第 6 章,并且努力改变消极思维模式。第 6 章不仅包括了你应该每周完成几篇日记,而且告诉你了许多行之有效的认知策略。

• 接下来的 2 ~ 3 周继续练习认知策略，然后进入以暴露训练为基础的技巧练习（第 7 ~ 9 章）。

• 当你准备进行暴露练习的时候，开始阅读第 7 章和第 8 章。阅读了这两章之后，你就能够专门为你自己的恐惧和逃避行为模式制订暴露练习了。我们建议你应该练习情境暴露策略 5 ~ 6 周后再阅读第 9 章。

• 当你进行暴露练习的同时，你应该继续练习使用在第 6 章学到的认知策略。通过使用这些认知策略，再配合对恐惧情境的暴露训练，你会看到你的恐惧感开始减轻。

• 进行对恐惧情境的暴露练习 5 ~ 6 周后就开始阅读第 9 章，这样你能学到如何将自己暴露在恐惧的情境中。如果你害怕当你焦虑时的某些生理反应，那么我们建议你应该用 2 ~ 3 周的时间来练习第 9 章介绍的策略。与此同时，你应该继续练习前几章介绍的认知策略和暴露技巧。

• 如果你想提高某些社交技巧，那么是时候使用第 10 章所介绍的练习了。而且，我们建议你不要放弃使用之前所学的技巧，尤其是认知策略和以暴露练习为基础的策略。

这样的话，几个月过去了，你的焦虑症状将可能有极大改善。我们建议你在这个时候阅读第 11 章，它将向你介绍如何保持你目前所取得的成功。

如果你很好奇而想马上阅读本书后面的章节，那也没问题。但重要的是你应该先返回来练习前面各章的策略，然后再进入下面章节进行技巧的练习。这些策略就是使你最终改善社交焦虑的基本要素。

读完本章之后，你应该弄清楚许多问题了。首先，你应该更好地了解是否这是你克服社交焦虑的最佳时机。第二，你应该制订了一系列治疗目标，包括短期目标和长期目标。最后，你可能会考虑各种治疗方案，并找到了你自己最喜欢的。本书剩下的章节为你详细介绍了怎样利用特定的策略来控制社交焦虑。

5. 社交焦虑和社交焦虑失协症的药物治疗

决定采取药物治疗

如前面章节所述，克服社交焦虑有两种行之有效的方法：药物疗法和认知行为疗法（CBT）。第4章主要介绍了当你决定使用药物治疗来克服社交焦虑症时，必须牢记的几个关键因素。药物疗法和CBT都已经被证明在短期内治疗社交焦虑几乎能发挥同样的效果。即便如此，每种疗法都各有其利与弊。

（1）与CBT相比，药物治疗的好处

• 药物治疗通常更容易获得。跟其他专业医师一样，任何一个内科医生（例如，家庭医生或精神科医生）都可以开药方。相比之下，受过CBT专业培训的治疗师往往更难寻求。

• 药物治疗很容易进行，并且不太费时，只需要按时服药就可以了。相反，CBT则需要付出大量精力，并且很费时间。

• 药物治疗通常比CBT疗效更快。疗效的快慢往往取决于药物的种类，抗焦虑的药物在短短一个小时内可以改善焦虑症状，而抗抑郁药物要在2~4个星期内才能产生疗效。如果采用CBT治疗，通常在几个星期到几个月后才能看到显著变化。

• 药物治疗通常在短期内花费不多。一旦达到了稳定的剂量，你就不用经常去看医生了。这个时候你唯一的开销就是药品本身。相反，如果采取CBT治疗，你通常需要在整个治疗过程中定期探访你的治疗师，因此，治疗费用也很昂贵，尤其是在你的医疗保险范围有限的情况下。

（2）与CBT相比，药物治疗的弊病

• 与CBT相比，焦虑症状在停药后更容易反弹。换句话说，CBT的疗效通常比较持久。

• 从长期来看,药物治疗可能比 CBT 更昂贵。因为药物疗法往往持续时间更长(通常为数年),治疗费用很可能会超过 CBT 治疗,而 CBT 治疗通常只持续几个月。

• 许多患者在服用药物时都会出现副作用。虽然这些药物副作用是可以控制的,并且在服药几个星期之后情况会有所改善,但有些患者服药后却出现了非常严重的副作用,使得药物治疗令人非常难受而无法进行下去。而 CBT 治疗的主要副作用是在情境暴露练习中焦虑感会增加,而这种焦虑感会很快得到解决。

• 用于治疗社交焦虑的药物可能会与酒精和其他药物相互作用。而且这些药物也可能对患有其他疾病的患者产生不良反应。而 CBT 则不会出现类似的情况。

• 药物治疗过程中,有些药物不能停服,因为在停药期间患者可能会出现不适的症状。尤其是许多抗抑郁药以及抗焦虑药会出现这样的问题。在医生的监督下,对产生依赖的药物应该慢慢减少。相反,如果采取 CBT 治疗,患者就不会出现药物依赖性和停药等相关问题。

• 有些药物(尤其是单胺氧化酶抑制剂)要求限制饮食。而 CBT 治疗则不需要任何饮食限制。

• 许多药物必须慎服,怀孕期和哺乳期禁服。而 CBT 治疗在任何情况下都可安全进行。

在决定是否尝试药物治疗时,你应该向你的医生咨询。然而,要记住医生对这个问题的建议很可能受到他或她自身的专业和偏好的影响(例如,家庭医生对 CBT 方面的研究往往没有对药物的选择那么熟悉)。实际上,很难预测患者对 CBT、药物治疗或两者结合治疗的反应情况(对哪种疗法最有反应)。我们通常建议如果有可能,患者最好先尝试 CBT 治疗,因为其疗效往往比药物治疗更持久。如果单独采取 CBT 治疗没有效果,或是疗效有限,那么这个时候就需要考虑配合药物治疗。

药物选择

如果你决定尝试药物治疗,有两大类药被认为可以有效治疗社交焦虑:抗抑郁类药和抗焦虑类药。也有证据表明 β-肾上腺素(也称作"β-阻滞剂")不仅有利于对使用某些抗癫痫药物(这些药物常用于治疗发作性脑病)所进行的初步研究,而且对治疗聚焦表现恐惧症(例如,对公众演讲感到恐惧)也有帮助。我们将在本章分别讨论这些药物疗法,同时我们也将回顾一下治疗社交焦虑的草药疗法的有关内容。

当选择药物时,你和医生都应该考虑以下因素:

• 对现有药物的研究发现。根据最新的研究表明,加拿大精神病学协会最近出版的治疗指南建议把抗抑郁类药物作为尝试治疗社交焦虑疾患的首选用药。特别是当治疗指南出版的时候,已经对文拉法辛(venlafaxine),依地普仑(escitalopram),氟伏沙明(fluvoxamine),帕罗西汀(paroxetine)和舍曲林(sertraline)进行了大量的研究。稍后将在本章中对这些药物进行讨论。

• 你特有的社交焦虑症状。例如,虽然患有聚焦表现恐惧症(比如,恐惧公众演讲或公众演奏音乐)的人可能会在接受β-阻滞剂的治疗后情况有所好转,但患有广泛性社交焦虑症的病人往往并不能从这些药物的治疗中受益。

• 药物的副作用简介。例如,如果你正在努力减肥,那么你可能想要选择一种不会增加体重的药物。

• 以往对药物的反应。如果某种药物曾经对你或者你的家人有疗效,那么这种药可能会是你目前治疗的良好选择。另一方面,如果有一种药过去对你不起作用(尽管你服用适当的剂量已有很长一段时间),那么是时候尝试新的药物了。

• 目前的心理障碍。例如,如果你患有抑郁症,那么选择抗抑郁药物比抗焦虑药物会更有意义。抗抑郁药可能对你这两种问题都有疗效。

• 费用。传统药物往往没有新药昂贵,因为传统药物使用得很普遍。

• 与其他药物和草药的相互作用。如果你正在进行某种药物治疗或者服用中草药,那么你应该选择一种与所服药物不会发生相互作用的药物。

• 与某些食物的相互作用。像苯乙肼(phenelzine)这样的药物如果与某种食物(含有酪胺的食物,例如陈年的干酪或生啤)同时服用,那是很危险的。其他某些药物也可能与食物发生相互作用。例如,葡萄汁似乎能减少某些选择性血清素再吸收抑制剂(例如,舍曲林和氟伏沙明)的代谢,并且增加了它们在体内堆积的可能性。

• 与自身疾病相互作用。如果你患有某疾病(例如,高血压),那么你应该选择一种将不会使你病情恶化的药物。

• 物质使用问题。如果你喜欢饮酒或者你使用了其他药物,那么你应该选择一种不会与这些物质发生相互作用的药物。

• 停药问题。代谢分解较快的药物(换句话说,半衰期较短的药物)更有可能引起戒断症状,而且通常更难停药。因此,半衰期较长的药物通常更容易停止服用。如果你或医生对你能否停药表示关注的话,那么在选择药物时就应该考虑这些因素(半衰期是指药物从体内代谢或分解一半所需的时间。例如,一种药物的半衰期为 12 小时,那么 12 小时后药物分解 50%,再过 12 小时又减去一半即 75%。半衰期越长的药物分解速度越慢,这样就能使身体慢慢适应停药)。

药物的治疗阶段

药物治疗主要包括以下五个不同阶段:

1. 第一阶段是评估。在这一阶段中,医生将会问你几个必要的问题来帮助你选择治疗所需的最佳药物。

2. 第二阶段是药物的初次服用。在大多数情况下,药物治疗是以一个相对低剂量服用开始的,这样就使你的身体能够逐渐适应这种新药。

3. 第三阶段是药物剂量递增。在这一治疗阶段中,药物剂量逐渐增加直到患者的症状开始有所改善。剂量递增的目的是为了确定对治疗某个患者有效的最低剂量。在这个过程中,注意要尽量减少可能出现的任何副作用。

4. 第四阶段是保持。在保持阶段中,患者继续服药一段时间。如果服用抗抑郁药,通常建议你持续服药至少一年,这样才能降低停药后症状反弹的几率。

5. 药物治疗的第五也是最后阶段是停药。患者在服药后情况改善,那么一段时间之后可能会鼓励患者减少药量来评估他或她是否可以降低剂量或完全停药。如果患者同时也正在接受 CBT 治疗,那么在停药阶段定期进行 CBT 治疗是有好处的。在某些情况下,医生会建议你继续服用对你起作用的药物。

抗抑郁药的治疗

抗抑郁药是治疗社交焦虑症所推荐的最普遍用药。这些药物之所以被称为“抗抑郁药”，是因为它们最初是用于治疗抑郁症而上市出售的。然而，千万不要小看它们的名称。因为这些药物能够有效治疗多种心理疾病，包括社交焦虑疾患。实际上，不管患者是否患有抑郁症，这种药物似乎对治疗这方面的疾病都很有效。目前有几个类别的抗抑郁药被认为是能够有效治疗社交恐惧症的。在本节中将分别介绍这几类抗抑郁药物。另外，在本节末尾的建议剂量表可供你参考。

需要注意的是我们也说明了哪些药物是通过美国食品和药物管理局(FDA)正式批准的。

虽然FDA的批准通常表明一种药物在使用得当时的安全性和有效性，然而仍有许多用于治疗社交焦虑的药物也是安全和有效的，但并未得到FDA或其他国家监管机构的批准。这是因为对制药公司来说，要获得FDA对这些药品的正式批准费用昂贵，也很费时，因此他们在办理审批手续时会尽量减少可能出现的问题。

选择性血清素再吸收抑制剂(SSRIs)

SSRIs通常是用于治疗社交恐惧症的首选用药。实际上，SSRI药物帕罗西汀(Paxil)是通过FDA认证的用于治疗社交焦虑症的首批药物。帕罗西汀也是一种连续性缓释制剂，以商品名Paxil CR在市场上出售。另外一种通过FDA批准的SSRI药物是舍曲林(左洛复)。尽管这两种选择性血清素再吸收抑制剂均被正式批准能够用于治疗社交焦虑症，但是并没有证明这两种药物当中的哪一种用于治疗社交焦虑比其他SSRIs更有效或更糟。实际用药表明任何一种SSRIs都能有效治疗与社交焦虑相关的疾病。其他治疗社交焦虑症有效的SSRIs药物包括氟伏沙明(兰释/Luvox)，西酞普兰/citalopram(喜普妙/Celexa)和艾司西酞普兰(在美国称作Lexapro，在加拿大称作Cipralex)。氟西汀/Fluoxetine(百忧解/Prozac)在某些研究中已经证明了其有效性，但是在其他研究中则没有(Hedges et al., 2007; Swinson et al., 2006)。

虽然SSRIs药物之间的副作用略有不同，但一些最常见不良反应包括恶心、腹泻、头痛、出汗、焦虑增加、颤抖、性功能障碍、体重增加、口干、心悸、胸痛、头晕、抽搐、便秘、食欲增加、疲劳、口渴和失眠。你千万不要被这一长串的不良反应所吓倒。大多数患者只出现过其中一小部分,还有一些患者几乎没有出现任何副作用。一般来说,副作用是可以控制的。在服药治疗的头几个星期往往会出现药物副作用的恶化现象,但随着患者逐渐适应这种药物之后再减轻剂量服药就可以控制这些副作用了。某些副作用(例如,药物引起的体重增加与性功能障碍)是不会随着时间的推移而减弱的,除非停药或是减轻剂量。

SSRIs 通常在 2 ~4 周后才会起作用。我们认为这种药物是通过改变大脑中血清素的含量对人体起作用。血清素是一种神经传递质,它能够把来自于一个脑细胞的信息传递给另一个脑细胞。血清素在脑内可参与情绪和其他心理功能的调节。

由于帕罗西汀被人体代谢更快而比其他药物更有可能在停药阶段引起戒断症状,但是大多数的 SSRIs 药物治疗都比较容易中断。因此与其他 SSRIs 药物相比,帕罗西汀应该慢慢停药。在停药阶段帕罗西汀的常见戒断症状包括睡眠障碍、烦躁、颤抖、焦虑、恶心、腹泻、口干、呕吐、性功能障碍和出汗。

选择性羟色胺和去甲肾上腺素再摄取抑制剂(SNRIs)

文拉法辛 XR(亦称“怡诺思 XR”)是目前唯一可用的 SNRI 药物,并且有大量研究表明它是用于治疗社交焦虑症的有效药物——实际上,FDA 已经认可了这种用药(“XR”表示“缓释”)。与 SSRIs 不同,文拉法辛可以在羟色胺和去甲肾上腺素神经递质系统起作用,并且两者似乎都与焦虑和抑郁疾病有关。和 SSRIs 一样,文拉法辛要在服用数周后才能起作用,但是许多对照控制试验表明,它能够有效治疗社交恐惧症。文拉法辛最常见的不良反应包括出汗、恶心、便秘、食欲不振、呕吐、嗜睡、口干、头晕、紧张、焦虑增加和性功能障碍。一旦太快停药,就会出现戒断症状,最常见的包括睡眠障碍、头晕、紧张、口干、焦虑、恶心、头痛、出汗和性功能问题。度洛西汀(亦称“欣百达”)是另一种最新引入的 SNRI 药物,它已被证明能够有效治疗抑郁症和某些焦虑症。然而,除了已经出版的个案研究,还没有对此药用于治疗社交焦虑方面的研究,所以目前推荐此药为时太早。

去甲肾上腺素能和特异性血清素能性抗抑郁药(NaSSAs)

目前唯一可用的 NaSSAs 是一种叫做米氮平/mirtazapine(亦称"瑞美隆"/Remeron)的药品。和 SNRIs 一样,米氮平通过影响去甲肾上腺素和羟色胺在大脑中的水平而起作用。这种药比目前为止所讨论的其他抗抑郁药更新。然而,一些初步研究表明米氮平能够有效治疗社交焦虑疾患(Muehlbacher et al., 2005; Van Veen, Van Vliet, and Westenberg,2002)。米氮平的最常见不良反应有嗜睡、体重增加、口干、便秘和视力模糊。

单胺氧化酶抑制剂(MAOIs)

MAOIs 影响了人脑中的三个神经介质系统:羟色胺、去甲肾上腺素和多巴胺。用于治疗社交恐惧症的药物研究得最多的 MAOI 就是苯乙肼。这种药通常被认为能够有效减轻社交恐惧症状。与其他抗抑郁药一样,苯乙肼在数周后才能发挥疗效。

尽管 MAOIs 很有疗效,但是它们却很少用于临床医疗中,因为服药期间要求限制饮食,而且不良反应通常比其他药物更严重。当你在服用 MAOIs 的时候,你不能吃含有酪胺的食物,包括陈年干酪、肉浓汁、过熟的香蕉、香肠、豆腐、酱油、生啤和其他含有这种物质的食物。如果你在服用 MAOIs 的同时又服用其他含有SSRIs的药物,那也会引起严重的不良反应。MAOIs 最常见的不良反应有眩晕、头痛、困倦、睡眠障碍、疲劳、虚弱、震颤、抽搐、便秘、口干、体重增加、低血压和性功能障碍。

可逆性单胺氧化酶抑制剂(RIMAs)

可逆性单胺氧化酶抑制剂是一种 MAOI 药物,与传统形式的 MAOIs 相比,它们所产生的副作用相对较少。而且,与传统形式的 MAOIs 不同,它们也不太可能与其他药物和含酪胺的食物发生相互作用。虽然这种药目前还没有在美国出售,但唯一可用的 RIMA 类药物是吗氯贝胺(在加拿大称作"Manerix",在其他一些国家称作"Aurorix")。对于用吗氯贝胺治疗社交焦虑症的研究结果还很繁杂。虽然早期的研究发现这种药用于治疗社交焦虑是有效的,然而近期较多的研究只证实了其微弱的疗效。在某些研究中发现,吗氯贝胺的疗效不如安慰剂。

患者服用吗氯贝胺所引起的最常见不良反应有疲劳、便秘、低血压、性欲降低、口干、射精困难、失眠、眩晕和头痛。跟其他抗抑郁药一样，吗氯贝胺在数周后才能发挥其疗效。

社交恐惧症的治疗中使用抗抑郁药的剂量范围

通用名称	商品名称	治疗剂量范围(mg)
SSRIs		
西酞普兰	喜普妙	10—60
艾司西酞普兰	依地普仑	10—20
氟西汀	百忧解	10—80
氟伏沙明	兰释	50—300
帕罗西汀	赛乐特	10—60
帕罗西汀 CR	赛乐特 CR	12.5—75
舍曲林	左洛复	50—200
其他抗抑郁药		
米氮平	瑞美隆	15—60
吗氯贝胺	朗天/克郁	300—600
苯乙肼	苯乙肼	45—90
文拉法辛 XR	怡诺思 XR	75—375

* 药物剂量部分是依据贝克利伯利克·巴特勒(Bezchlibnyk-Butler)，杰夫瑞斯(Jeffries)和维拉里(Virani)2007 年的研究结果规定的。

抗焦虑药物的治疗

最常见的抗焦虑处方药是苯二氮卓类药物，这是一种镇静剂，其成分包含氯硝西泮(在美国称作 Klonapin，在加拿大称作 Rivotril)，阿普唑仑/alprazolam(亦称“安适定”/Xanax)，地西泮/diazepam(安定/Valium)和劳拉西泮/lorazepam(氯羟安定/Ativan)。迄今为止，只有氯硝西泮和阿普唑仑这两种药物在治疗社交焦虑疾患的研究中做过试验(Swinson et al.,2006)。虽然这两种药物都未通过 FDA 审查可用于治疗社交焦虑，但这两种药都能用于这一疾病的治疗。氯硝西泮和阿普唑仑的起始服用剂量通常为每日 5 mg，最大剂量为阿普唑仑每日 1.5 ~ 3 mg，氯硝西泮每日 4 mg(Swinson et al.,2006)。

如果定期服药，这些药物往往能有效治疗社交焦虑。最常见的不良反应有嗜睡、头晕、抑郁、头痛、困惑、眩晕、意识失常、失眠和紧张。这些药物可能会影响你安全驾驶，而且通常也会和酒精发生强烈的化学反应。另外，老年人需慎服，因为较大剂量服用此类药物会增加老年人跌倒的可能性。

与抗抑郁药物相比，服用苯二氮卓类药物有几大优点。首先，这类药物起效非常迅速（半个小时），因此可以作为处理特别紧张情况时的"必须用药"。而且在抗抑郁药物治疗的最初几周也可以服用这类药物，但是患者须等到抗抑郁药起作用。另外，苯二氮卓类药物的副作用与抗抑郁药物相比有很大差别，患者更容易承受。

尽管苯二氮卓类药物具有以上这些优点，但是在最近几年却不太常用，主要因为停药比较困难。一旦停药，就会引起暂时的（而有时候是强烈的）焦虑感、兴奋和失眠症状。突然停药能引起癫痫，这是很罕见的。既然停服这些药物会导致强烈的焦虑感，某些患者出现停药困难的情况也就不足为奇了。而逐渐地缓慢停药则可以减轻此类戒断症状。苯二氮卓类药物是用于治疗社交焦虑的有效选择药物，特别是用于短期治疗。然而，通常不会建议首选这类药物（Swinson et al.，2006）。

β-肾上腺素受体阻滞剂的治疗

β-阻滞剂通常用于高血压的治疗，而且也能有效降低某些恐惧症状，如心悸和疲弱。许多早期的研究表明β-阻滞剂能够有效控制在某表现情境中的强烈恐惧感（Hartley et al.，1983；James，Burgoyne，and Savage，1983）。尤其是演员、音乐家和其他表演者经常服用这类药物来克服怯场问题。然而，β-阻滞剂对一般性的社交焦虑和羞涩症的治疗无效。治疗表现恐惧症最常使用的药物是普萘洛尔/propanolol（心得安/Inderal）。这种药通常在演出前大约20～30分钟单次剂量服用5～10 mg。

抗惊厥药物

抗惊厥药物不仅可以用来治疗疼痛、焦虑和某些情绪问题，而且也可以用来治疗癫痫。最近一些初步研究发现，诸如加巴喷丁（Neurontin），普瑞巴林（Lyrica）和托吡酯（Topamax）之类的抗惊厥类药物可能对治疗社交焦虑症有效。但是在这个时候建议使用这些药物治疗社交焦虑还太早，还需要进一步研究。

社交焦虑的天然草药疗法

近些年来，天然草药制剂用于治疗各种疾病已经非常普遍。对于治疗焦虑和与之相关的疾病，一些常用的草药制剂有圣约翰麦汁、卡瓦胡椒、肌醇、急救花精和其他各种草药制剂。总体来说，这些中药制剂用于治疗与焦虑有关的疾病的研究还非常少，而且我们发现仅仅只有一项研究专门检测了草药对社交焦虑疾患的治疗效果。在这项研究中，每日服用600～1 800 mg 的圣约翰麦汁（亦称为金丝桃属）就相当于 40 个社交焦虑症患者服用的中性安慰剂。虽然某些研究已经证实了圣约翰麦汁能够有效治疗抑郁症，但是却发现圣约翰麦汁和安慰剂的疗效并无差别。

我们不仅对草药治疗的效果缺乏相关研究，而且对多种草药疗法的安全性或者说与传统药物相互作用的程度也了解甚少。你必须告诉医生你是否正在服用中药制剂，以防与你同时服用的其他药物发生任何交互反应。

尽管我们对草药疗法用于治疗社交焦虑的有效性了解甚少，但是已经有许多研究是关于草药产品用于治疗其他焦虑疾病（Connor and Vaishnavi，即将出版）。然而，更多相关的研究目前正在进行中。在未来几年中，我们将获得更多关于这些草药疗法的安全性、相互作用和有效性方面的信息。

多种药物治疗相结合

你的医生可能会建议你使用多种药物相结合来治疗社交焦虑。总的来说，关于多种不同药物相结合治疗的有效性方面的研究还非常少。然而，其中一项研究证实，有一种混合药物能够用于焦虑症的治疗，即抗抑郁药（例如，帕罗西汀）和苯二氮卓类药（例如，氯硝西泮）相结合。这两种药最好同时开始服用。苯二氮卓类药有助于在最初几周把焦虑症状控制住，而这个时候患者正等待抗抑郁药发挥作用。随后，一旦抗抑郁药开始起作用，患者就应该逐渐停用苯二氮卓类药物了。

有少量研究证实了 SSRI 药物与苯二氮卓类药物结合治疗的有效性。虽然，除了社交恐惧症方面的研究，某些焦虑问题的研究也认为这两类药物相结合比单独服用 SSRI 药物治疗能更快减轻焦虑症状（Pollack et al.，2003）。然而，一项对社交恐惧症患者的研究却并未发现药物结合治疗对康复率有何有利影响（Seedat and Stein，2004）。

药物与心理疗法相结合

药物疗法与认知行为疗法的比较研究普遍认为,这两种疗法用于减轻焦虑症状都是非常有效的。另外,也有许多研究者已经开始研究 CBT 与药物疗法相结合治疗的好处(Antony and Rowa,2008)。总体上看,从这些研究中似乎没有得出这几种疗法相结合的一致好处。也就是说,基于目前的研究(例如,Davidson et al. ,2004),一般来说药物疗法、CBT 和这两种疗法相结合治疗往往具有同等疗效。然而,这并不意味着其中某种疗法不可能对任何一个人(包括你)更有效。换句话说,在通常情况下,有些患者接受 CBT 疗法最有效,有些则对药物疗法反应最佳,而有些则更适应两者相结合的治疗。如果你决定尝试 CBT 与药物疗法相结合治疗,那么最好两种疗法由同一个医师实施,或者提供 CBT 和药物疗法的专业医师要保持联系,这样的话,这两种疗法相结合才对你有效果。当多种疗法协调结合治疗时,治疗才有可能发挥其最大疗效。

关于药物疗法的常见问题

问:服药治疗就说明身体虚弱吗?

答:与服药治疗其他疾病相比,如高血压之类的疾病,服药治疗社交恐惧症并不能代表你身体虚弱。

问:我服药后期望得到怎样的改善呢?

答:一小部分患者服药治疗社交恐惧症没有看到一点效果,而另一小部分患者的焦虑症状却几乎得到完全改善。然而,大多数社交恐惧症患者接受药物治疗后则或多或少得到了改善。总体上看,这些患者通常在更广泛的社交情境中感觉更自如。但是在某些情境中社交焦虑对于他们来说仍是个问题。

问:药物治疗社交焦虑存在危险性吗?

答:当患者按照处方要求服药时,药物治疗通常是很安全的。如果药物的副作用引起了某些问题,一般来说,通过减轻剂量或者换另一种药物是可以得以控制的。

问:中断服药对于患者来说危险吗?

答:在医生的密切指导下,患者应该逐渐停服药物。如果方法得当,停药基本上是安全的。

问:如果药物对我不起作用,那该怎么办?

答:如果药物对你不起作用,首先你必须确保你在足够长的时间内已经服用了充足的剂量,这一点很重要。如果你以适当的剂量服用足够的长时间以后药物仍然对你不起作用,那么你应该尝试另一种不同的药物或者接受 CBT 治疗。

问:我在服药多长时间之后才能断定药物不起作用呢?

答:大多数抗抑郁药物至少在服药 4 ~6 周内才开始起作用。如果你剂量充足服用 8 周后还没有看到任何疗效,那么你应该向医生咨询是否可以尝试另一种不同的疗法。

问:如果我中断了药物治疗之后焦虑症状又反弹,那么当我重新服用同样的药物的时候,这些药物对我会起作用吗?

答:通常来说,当你再一次(在一次中断之后)尝试服用以前服用过的有效药物时,这种药物将会再次起效。然而,有时候某种药物第二次服用时效果没有之前那么明显,在这种情况下,你可以服用另一种不同的处方药物。

总的来说,药物疗法是一种用于严重社交焦虑治疗的有效疗法。某些抗焦虑药物(例如,氯硝西泮)和许多不同的抗抑郁药物(例如,帕罗西汀和文拉法辛)都已经证实有助于减轻社交焦虑症状。如果你决定尝试药物治疗,首先要做的就是联系你的家庭医生或者精神科医生,他们将会建议可能对你有疗效的具体用药。

6. 改变焦虑的想法和预期

“认知”一词指的是我们加工信息的方式，包括思想、感知、解析、注意力、记忆和知识。“Cognitive”（认知的）一词只不过是“cognition”（认知）的形容词形式。例如，认知科学是指与我们思维方式有关的科学。认知疗法指的是一种心理疗法，目的是改变消极的、不现实的观念、想法和解析。

该章概括综述了通过改变消极的或不现实的思维方式，从而有助于减少社交焦虑的一些策略。本书探讨的很多认知技巧及原则在别处也被另一些作者提及并扩展，如阿伦 T · 贝克（Beck, Emery, and Greenberg, 1985），戴维德 · 博尔斯（1999），戴维德 M · 克拉克（Clark and Wells, 1995），理查德 · 亨伯格（Heimberg and Becker, 2002），克里斯汀 · 帕德斯凯（Greenberger and Padesky, 1995）等。多年以来，和本章所探讨的相类似的策略一直被大多数实施认知疗法的治疗师所采用。

认知疗法的起源

认知疗法的提出是在 20 世纪六七十年代，从而替代了传统的心理动力学心理疗法，而心理动力学心理疗法曾是当时最为流行的治疗形式。最早（也是最有影响力）的心理动力学心理疗法是精神分析，该疗法在 20 世纪初期由西格蒙德 · 弗洛伊德提出。包括精神分析在内的心理动力学心理疗法，只要帮助患者了解长期存在的无意识的冲突，而据推测，这些无意识冲突能够引起某些心理问题。例如，弗洛伊德提出，抑郁可被视为对所爱之人具有的无意识的攻击性想法或情感的反应。因为此类情感不被个体所接受，所以在很大程度上，他或她就往往会把这种想法或情感控制在意识之外。根据弗洛伊德的理论，该个体不会让这些具有攻击性的想法浮于表面，而是很可能会将那些愤怒的情绪置于内心，从而导致自我憎恨以及毫无价值之感，而这些通常就是抑郁的特点。

心理动力学疗法有很多更新的形式(大多数心理动力学心理治疗师不再全盘接受弗洛伊德的观点),尽管这些治疗的焦点通常仍停留在叙述早期孩童时期的经历,解析无意识经历(例如梦境),以及帮助个体了解他们行为的无意识动机。尽管心理动力学心理疗法依然很流行,但还是逐渐让位于其他治疗形式,包括认知与行为疗法。导致心理动力学心理疗法衰退的原因包括,该方法缺少相应的研究来支持其基础的理论猜想,同时也缺少相应的研究来证明该治疗形式在很多具体问题上的有效性,其中包括社交焦虑。

尽管存在着这些批评指责,精神分析以及心理动力学心理疗法仍然对心理问题的认识及治疗做出了相当大的贡献。例如,它们是最早的基于只单纯地与病人交谈就可以导致心理变化这样的设想的一种治疗方式。此外,这些治疗强调了潜意识里信息加工的重要性。尽管几乎没有证据证明弗洛伊德提出的无意识动机的存在,但是有证据指出,人们通常没有意识到参与对周围环境认识的感知及解析。最后,尽管在许多具体的方面,弗洛伊德的理论问题重重,但是他强调了早期经历对决定今后心理功能的重要性。

认知疗法的诞生

20 世纪六七十年代,一批心理学家和精神病学家因不满足于心理动力学心理疗法,开始探索新的方法来帮助他们的患者。精神病学家阿伦·贝克(1963;1964;1967;1976)和心理学家阿尔伯特·伊利斯(Albert Ellis)(1962;1989)以及多纳德·梅琴伯(1977)各自独立研发出了新的治疗形式,并且都基于同一前提:人们的抑郁、焦虑、愤怒以及相关的问题都源于他们对自身、对周围环境以及对未来的看法。

例如,恐惧被认为是源于某一特定的情境是充满威胁或危险的想法。贝克、伊利斯和梅琴伯各自研发的治疗方法在于帮助个体认识到他们的想法和猜测是如何导致他们的消极情绪的,从而通过改变这些消极想法来克服心理痛苦。伊利斯称他的治疗形式为理性情绪疗法,而后改名为理性情绪行为疗法(简称 REBT, 1993)。梅琴伯称他的治疗形式为认知行为矫正法(简称 CBM)。阿伦·贝克首次使用了认知疗法来命名他的治疗形式。上述三种治疗形式几乎同时产生,在基本的猜想以及使用的一些治疗策略方面也都非常相似。

近年来，相对于伊利斯或者梅琴伯的方法，贝克的治疗形式更为流行并日益重要。此外，在社交焦虑的治疗方面，相对于 REBT 或者 CBM，贝克的认知疗法进入了更为活跃的研究阶段。因此，本章探讨的方法基于贝克及其合作者，以及在治疗社交焦虑及相关问题方面采用并扩展了贝克观点的方法。

社交焦虑的认知疗法猜想

以下是一些关于认知疗法的基本猜想，尤其关系到对羞怯、社交焦虑和表现恐惧的治疗。

1. 消极情绪由消极解析以及消极想法引起。不同人对于同一个特定情境的不同解析，很有可能经历不同的情绪。例如，设想你的一个朋友在最后一刻无缘无故地取消了一个晚餐约会，以下是基于你的想法及解析而可能会出现的一系列情绪反应。

情境：朋友在最后一刻无缘无故地取消了晚餐约会

解析	情绪
“我的朋友受伤了或者生病了”	焦虑或担心
“我的朋友没有给我应有的尊重”	愤怒
“我的朋友不在乎我”	伤心
“谢天谢地，晚餐被取消了，和别人吃饭的时候我总是很紧张”	欣慰
“我想是发生了什么事儿，每个人总是时不时地改变计划，我也是”	中立

2. 当一个人把一个情境解析为有威胁性或危险性，焦虑和恐惧就会产生。尽管对恐惧的预测和解析有时候是准确的，但很多时候也常被夸大或者并不准确。第 1 章介绍了导致社交焦虑的一系列想法及猜想。其中包括关于人的表现的想法（例如：“人们会认为我是一个傻瓜”）以及关于焦虑自身的想法（例如：“不要在别人面前表现出焦虑，这对我很重要”）。以上这些思想则易于在社交情境和表现情境中让人无法摆脱焦虑感。

3. 你是控制自身想法及情感的专家。其他一些治疗方法认为治疗师是专家，而认知疗法认为患者和治疗师拥有独特的专业知识领域，并且处理一个问题的最好方式是利用在治疗中各自的技巧及专业知识。在认知疗法的原则和方法上，治疗师被认为是专家；在涉及他或她的个人经历、猜想和想法时，患者被认为是专家。在大多数情况下，治疗师和患者对一个特定想法是否被夸大或不够现实共同做出判断,也共同生成策略来改变消极的思维方式。

4. 认知疗法的目标是能够更加现实地思考而不仅仅是积极地思考。有时候,你的焦虑想法是现实的,并且在一个特定情境中与实际的威胁是相当一致的。在这种情况下,焦虑也许是一件好事,因为它能让你保持警惕从而免于受到危险的伤害。例如,当和一个权威人物(比如你的老板或一个警官)交流时,一点点的紧张能让你看起来不那么过分自信、苛求或咄咄逼人。认知疗法主要针对与实际的危险程度相比,你的想法、预测和解析被夸大的情境。

5. 人们很自然地趋向于寻找或关注能证实他们自身想法的信息。就社交焦虑而言,人们更加关注并重视别人对自己做出否定评判的证据(例如:在高中时曾被别人嘲笑),而不是与焦虑想法相抵触的证据(例如:因工作表现出色曾受到好评)。认知疗法目的在于帮助人们在做出任何猜想之前,对所有的信息做全盘考虑。

焦虑思维类型

当人们做出错误的猜想时,焦虑思维会开始并将一直持续下去。这些猜想包括在一个特定情境中可能会发生的情况,自身表现的质量以及其他人对自己的看法。本节描述了一些最为常见的思维类型,这些思维类型通常在社交及表现焦虑中起一定作用。而其他作者曾经强调过的(见 Burns,1999)另外一些消极思维和夸大思维的例子,我们并没有在本节中涉及。在大多数情况下,这些例子被忽略的原因是因为它们和社交焦虑并没有特别的关联,或者是因为它们与我们所选的事例非常相似或重叠。事实上,即使我们所列的不同思维类型在某种程度上也有重叠的部分。正如你可能注意到的,一种特定的焦虑想法(如“别人会认为我很无聊”之类)很可能属于不只一种范畴(如概率高估、读心症)。

概率高估

概率高估指的是一种人们对于自身想法很可能会变成现实的预测,即使实际的可能性会相对低些。例如,某些害怕做口头陈述的人也许会预测下次表现会很糟糕,即使她的表现通常很不错。同样,约会时很紧张的人大概会猜想对方会认为自己没有吸引力,即使过去很多人都认为他很有魅力。如果你的想法和下面的例子类似，那么你可能就有高估负面事件发生的可能性的倾向。

概率高估举例

- 我会被恐惧征服。
- 派对上的每个人都会认为我很蠢。
- 我的表现会糟糕透顶。
- 我再也不会拥有一个密友。
- 如果给我的侄子打电话，我会无话可说。
- 如果我犯了错，我将会丢掉工作。
- 如果我外出，每个人都会盯着我看。

你能不能想起最近的一些事例，没有任何理由，可你却认为事情会进展得很糟糕？如果有，把体现出你概率高估的例子列在下面：

____

____

____

读心症（也称测心术）

实际上，读心症只不过是概率高估的一个例子。它指的是对他人所想，尤其是他人关于自己的看法做出的消极假设。如果你有社交焦虑的问题，那么很有可能你会认为人们对你有消极的看法。尽管有时候人们的确是会对他人做出消极的评判，但是这种情况发生的几率比你想象的要少得多。在大多数情况下，你对别人所想所做出的猜测极有可能被夸大，甚至完全不真实。下列每一种想法都是读心症的表现：

读心症举例

- 人们认为我很无聊。
- 如果老板看到我的手发抖，他一定会认为我是一个傻瓜。
- 当人们看着我时，他们会认为我很古怪。
- 大多数人认为焦虑是弱者的标志。
- 当我思想短路时，朋友会认为我很笨拙或很愚蠢。
- 当我感到焦虑时，人们总是能够觉察到。

你能不能想起最近的一些事例，关于你对人们怎样看待你而做出的假设？如果有，把体现你读心症的例子列在下面：

____

____

____

个人化

个人化指的是对一个消极情境承担起比你所应承担的更多的责任，而不承认导致该情境的其他不同因素。以下是一些个人化的例子，并列举了实际上可能导致该情境的其他因素。

个人化行为举例	实际情况
在一个朋友的生日宴会上，我和一个客人聊天，很快就没了话题，聊天很快就结束了。我觉得这都是因为我很无聊。	实际上，其他因素很可能导致这状况，包括：(1)对方想不出任何可以交谈的话题；(2)即使实际上我们两人都不是无聊的人，我却和他没有任何共同语言；(3)在聚会上，很多交谈都结束得相当快，这很正常。不是谁的错。
我犯的错误让老板很生气，这足以证明我不能胜任工作。	实际上，其他因素很可能导致这种情况，包括：(1)老板总是喜欢对人发脾气，所以我也没什么例外的；(2)老板的期望值太高了(我知道并不是任何一个老板都会因为我犯了一个错误而对我大喊大叫，有可能老板生气和他自身的期待值有关，而不是因为我犯的错误)；(3)除了能力不够之外，导致人们犯错的原因还很多。
人们在我做口头陈述时睡着了，又一次证明我确实是个乏味的演讲者。	实际上，其他因素很可能导致这种情况，包括：(1)话题太过于枯燥死板，对任何一个演讲者来说，要做到吸引人都是很困难的；(2)演讲开始的时间太晚，很多听众都已经感觉到很疲惫；(3)对一些人来说，觉得演讲很无聊是正常的，而另外一些人很可能会觉得有趣。

电梯里,一个女人盯着我看,她大概觉得我看起来很奇怪。	实际上,其他因素很可能导致这种情况,包括:(1)她盯着我看是因为她喜欢我的长相或我穿的衣服;(2)她只是朝着我这边看,而实际上她并没有看我(也许她只是发呆或者在做白日梦);(3)她注意到了我,但却在想其他的事情。

你能不能想起最近的一些关于你有个人化现象的事例?如果有,将能体现你个人化行为的例子列在下面:

____

____

____

“应该性”陈述

“应该性”陈述指的是对事情的本来面目所做的不正确的或者夸大的假设。包含有“总是”,“从不”,“应该”和“必须”这类词的陈述通常都属于“应该性”陈述。有时候,如果有使用这些词的倾向的话,则表明对自己或他人,你都有着过于严厉或过于完美的期待。下面是一些例子:

“应该性”陈述举例

- 和他人一起时,我应该从不感到紧张。
- 我绝不让自己的焦虑表现出来。
- 我应该永远不犯错误。
- 我绝不给别人添麻烦。
- 别人绝对不应该把我想歪了。
- 我绝不能做任何让别人注意到我的事情。
- 别人绝对不能嘲笑我或者我所做的一些事情。
- 我应该总是让别人开心。
- 我必须把每件事做得完美才对。

下面举出一些来自你生活中的例子,来表现你对自己或他人的不合理期待(即那些所谓“应该”的事情”):

____

____

____

灾难性思维

灾难性思维(又称灾难化)倾向于猜测如果一件不好的事情将要发生,那么它将绝对是可怕的并且是无法掌控的。我们经常性地会犯错误,会冒犯别人,或者会做蠢事。有社交焦虑心理的人和不那么焦虑的人之间的区别在于他们处理这些不幸社会事件的方式。没有社交焦虑的人总是能够对自己说:"谁在乎他人怎么想啊?我有时不时犯错的权利"或者"让对方感到不安我很抱歉,每个人都会遇到这种事"。相反,面对他人时,有焦虑的人则更有可能会想:"如果别人把我往坏处想,那真是太糟糕了。"以下是更多灾难性思维的例子:

灾难性思维举例

- 如果在我演讲时别人看出了我的焦虑,那真是太可怕了。
- 我像个傻瓜一样,我却无能为力。
- 如果在周六晚上的约会时我无话可说,那真是可怕。
- 如果有人表现出不喜欢我的话,那真的就像世界末日到了一样。
- 如果在演讲时我的思路忽然断了,真是可怕。
- 如果在课堂上回答问题时我的脸红了,那真是太糟糕了。

在下面举出一些例子,来体现如果某一事情发生,你是如何将它的结果灾难化或将其夸大的:

____

____

____

两极思维

两极思维(又称黑白思维)的倾向在于认定稍欠完美的表现是完全不可接受的。有这种思维方式的人将他们的行为划分为两类:完美的和糟糕的,而不承认在这个极端之间存在着其他可能性。像"应该性"陈述一样,两极思维崇尚极度的完美主义,并持有不现实的标准。以下是有关两极思维的一些例子:

两极思维举例

- 如果我在演讲时没了思路,即使就一次,那么整个演讲也就被我搞砸了。

• 即使只有一个人认为我很紧张，那么就够我受的了。

• 如果在考试中我没有得到A，老师会认为我很蠢。

• 在我的年度表现总结上，如果老板做出了任何否定的评论或者改进建议，即使是在一个方面，那都是我不能接受的。

• 表现出一丁点儿的焦虑就几乎和完全崩溃一样糟糕。

在下面列举出一些表现你两极思维的例子：

____

____

____

和记忆

选择性关注倾向于将注意力更多地集中在某类信息上，选择性记忆则倾向于会更容易记住某类信息。正如之前所探讨的那样，人们更容易注意到并记住那些和他们的想法相一致的信息。因此，社交焦虑的人更容易比别人记住那些受到他人批评或嘲笑的时候，或者是他们在社交情境中表现很糟糕的时候。在社交情境中，或与他人打交道时，有社交恐惧症的个体更容易注意到那些看起来很无聊或是看起来很不满意的人们。以下是其他一些有关选择性关注和记忆的例子：

选择性关注和记忆举例

• 忽略来自老师或者老板的正面反馈（换句话说，不重视正面反馈，就像它根本不重要），而却很严肃的对待负面反馈（例如：让负面反馈毁了你一整天）。

• 将注意力放在成绩册上的一个低分，而忽略其他的所有高分。

• 只记住在高中曾被嘲笑过，却忘记了放学后和朋友们一起度过的快乐时光。

• 在演讲时，将注意力放在那些看起来觉得很无聊的听众身上，而忽略了人群中表现出对你的演讲很感兴趣的那些人。

• 在谈话中，注意到你结结巴巴或脑子短路的时候，却忽略了谈话的其余部分还是相当顺畅的。

你能否想出你是如何将注意力有选择性地集中在那些证实你的焦虑想法的事件或信息上，而又选择性地忽略了和你的想法不一致的信息？在下面列举出一些你的选择性关注或记忆的例子：

____

____

____

消极核心思想

除了将注意力集中在特定情境中激发你的焦虑感的消极思维上之外,更加清楚地认识到那些导致焦虑感的更深层次的、更核心的、更持久的猜测也是很有帮助的。这些猜测就叫做“核心思想”,包括消极地猜测人们对自己的看法(例如:我能力不够),消极地揣摩他人(例如:任何人都不值得信任),以及消极地看待这个世界(例如:这个世界是个危险的地方)。越是坚持这些核心思想,就越可能难以改变它们。

消除核心思想的一个方法就是不断询问你每一个恐惧念头意味着什么,直到你焦虑解析背后的核心思想浮出水面。下面是莱亚姆和他的治疗师之间的对话,对话内容向我们展示了该过程:

莱亚姆:我总是不敢约我的同事辛迪出来。

治疗师:如果你约她出来,你害怕什么呢?

莱亚姆:我最怕的是她会拒绝我。

治疗师:为什么会有这样的担心呢?

莱亚姆:如果她拒绝了我,大概就意味着她认为我没有魅力。

治疗师:如果是那样的话,又怎么样呢?

莱亚姆:那就印证了我的想法——我没有魅力。

治疗师:如果那是真的,会怎么样呢?

莱亚姆:嗯,如果那是真的,就意味着没有人会认为我有魅力,没有人愿意和我约会,就意味着我不可爱。

治疗师:如果没人喜欢你,你觉得会有多糟呢?

莱亚姆:如果没人喜欢我,那我肯定就要孤独到老了。

治疗师:好,我们来总结一下,你大概是这个意思:(1)如果她拒绝了你约会的邀请,那就表示她认为你没有魅力;(2)如果一个人认为你没有魅力,那么所有的人也都会这么想;(3)约会被拒绝意味着你不可爱,并且注定要孤独到老。你觉得没有人会爱上你吗?

莱亚姆:我想是的。有时候我不会这么想,但是多数时候,我摆脱不了那个想法。

怎样识别你的焦虑想法和预测

在第 3 章,我们探讨了识别焦虑想法的策略。在试用本章接下来所探讨的方法之前,我们建议你把第 3 章中有关识别焦虑想法的相关文章再回顾一遍。除非你自己清楚你焦虑的是什么,否则企图改变你的焦虑思想就毫无意义。除了回顾第 3 章涉及的焦虑想法,我们将继续探讨如何识别你的焦虑想法、预测以及假设。当你发现你处在引发焦虑的情境中时,试着辨别导致这些不适的具体想法和思想。在大多数情况下,通过询问自己下面一系列的问题,就能识别你的焦虑想法和预测:

- 在这种情况下,我害怕会发生什么呢?
- 我担心别人对我的什么看法呢?
- 如果我所焦虑的是真的,又会怎样呢?

有时候,很难精确判断你的恐惧思想。事实上,社交焦虑可能已经长时间成为你生活中的一部分,以至于你的消极思维已经成熟,来得迅速且自然(就像习惯一样)。而且,你对恐惧情境的回避,让你清楚地记得当你处于这样一个情境时会产生什么样的想法就困难得多。

如果你很难识别自己的焦虑想法,我们建议你试着让自己处在你所恐惧的情境中,同时确定你的猜想和预测。随着不断地练习,就越来越容易识别你的焦虑想法。实际上,正如我们在第 7 章和第 8 章所探讨的那样,即使你不能确定那些导致你焦虑的具体想法,只是试着亲临这样一个情境本身就可能会让你的恐惧感减弱。

改变焦虑思维的策略

本节概述了 7 种不同的改变导致社交焦虑的想法和预测的策略。包括:(1)检验焦虑想法的证据;(2)挑战灾难性思维;(3)不要忘记你的实力;(4)由他推己;(5)权衡你想法的得失;(6)找到合理的解释;(7)进行行为实验。在描述每一个策略的同时,我们提供了相应的练习,从而让你对每一个策略都有练习的机会。在本章结尾,我们建议将所有的技巧结合起来,将认知疗法作为一个整体,应用于更广阔的治疗体系中。

检验证据

对某一特定情境中人们对你的评价感到焦虑并不意味着你的恐惧预测和

想法是真实的。事实上,我们认为别人所想和他们实际所想相差甚远。很多时候,你都会听到别人抱怨说:“我的发型真糟糕”或者“我真失败”,而在你眼中,这些人却都很不错。如果你老是认为自己在别人眼中是失败的,那么,你极有可能夸大或误解他人对你的外表、行为或表现的反应。

改变你焦虑想法的第一步就是认识到你的想法并不是事实。把你的焦虑思想看作猜测或者假设而不是事实,这很重要。通过检验这些证据,你就有可能认识到你的思想到底在多大程度上是真实的。记住,你可能会自然而然地倾向于寻找能证实你消极思想的某些信息。检验这些证据包括通过对所有证据的检查,尤其是那些和自己的焦虑思想和预测相抵触的信息,从而得到一个更为平衡客观的看法。

为了更好地检验引发你焦虑思想的证据,我们建议你养成询问自己问题的习惯,如:

- 我怎么就能确定我的预测会变成现实呢?
- 凭借我以往的经验,我的想法变成现实的可能性有多大呢?
- 我经历过焦虑想法没有变成现实的时候吗?
- 有没有事实或者数据能够显示我的预测会变成现实?
- 对于这一情况,有没有其他解释呢?
- 他人会怎么解析这种情况呢?

如果你把这些问题写在一张卡片上,并随身放在你的口袋或钱包里作为提醒,也许对你有一定帮助。证据检验包括四个基本的步骤:识别你的焦虑想法、生成可供选择的其他想法、检验那些支持和抵触你想法的证据以及选择更加现实的想法。询问自己以上提出的这些问题,对于确定可能的其他想法,以及估量你的焦虑想法和其他想法是很有帮助的。下面将阐述如何使用这一策略克服在演讲中的颤抖恐惧:

检验证据的步骤:

1. 识别焦虑思想
   - 如果演讲时听众发现我的手在发抖,他们会认为我的能力有问题。
2. 生成可供选择的其他思想
   - 没有人会注意到我在发抖。
   - 只有一小部分人会注意到我在发抖。
   - 注意到我发抖的人会认为我累了或者是喝了太多的咖啡。
   - 注意到我发抖的人会认为我有一点紧张。

• 有时候，发抖是很正常的，所以即使人们看到我的手在发抖，他们也不会怎么想。

3. 检验证据

支持你焦虑信念的证据

• 我相信我的颤抖非常强烈。

• 多年来一直有人对我颤抖的手说三道四。

• 当别人发抖时，我也会注意到。

支持其他想法的证据

• 我认识其他手会发抖的人，人们并不认为他们很无能。

• 当我注意到别人发抖时，我不会认为他们很无能。

• 当我问别人是否注意到我的手在发抖时，他们通常说没有。

• 当人们注意到我在发抖时，他们也没有对我另眼相看。

• 听众非常了解我，他们不会因为在一次口头陈述中我的手发抖而改变对我的看法。

4. 选择一个更加现实的想法

• 一些人可能注意到我的手在发抖，但是他们不会就此认为我很无能。

你可以把以下这个表格用于检验那些支持和抵触你焦虑思想的证据。你也可以复制几张表格，这样当你面临一个令你恐惧的情境时，你就可以随时使用。

表 6.1　证据检验表

情境

____

____

____

焦虑思想、预测及解析

____

____

____

其他（非焦虑）思想、预测及解析

____

____

____

支持我的焦虑思想、预测及解析的证据

____

____

____

与我的焦虑思想、预测及解析相抵触的证据

____

____

____

选择一个更加现实的思维方式

____

____

____

为了更进一步阐述检验证据的过程,我们将史蒂夫和他的治疗师之间的对话作为例子,来说明怎样首先识别焦虑思想,然后再凭借以往的经验对那些思想提出质疑。

治疗师:如果下周让你参加公司的野餐,你害怕什么呢?

史蒂夫:我会很紧张,我怕我找不到和别人交谈的话题。别的人都在谈论他们的孩子,我没有结婚,也没有孩子,所以我和他们没有任何共同语言。

治疗师:你有多确定你会无话可说呢?

史蒂夫:差不多90%。

治疗师:那就意味着在你参加类似的活动时,你有90%的时间无话可说。这种情况是真的吗?去年的公司野餐怎么样?

史蒂夫:刚到的时候,我觉得情况不是很好。我站在边上,没有和别人说什么话。过了一会儿,人们让我也加入到他们的谈话中,我觉得轻松了一些。我想去年对我来说尤其难熬,因为我刚进入公司,对谁都不是很了解。

治疗师:你能想出用来交谈的话题吗?

史蒂夫:刚开始的时候很难,而且我比别人觉得更困难,但是我还是能想出一些可以谈论的东西,尤其是到了下午晚些时候。

治疗师:去年的野餐上,每个人都带了自己的另一半吗?他们都在谈论自己的孩子吗?

史蒂夫:没有。实际上,还是有一小部分单身的同事。去年,很多人都谈到了工作,一直到野餐结束的时候。

治疗师:回想一下去年公司的野餐,你还认为在今年的野餐上你会无话可谈吗?

史蒂夫:呃,我可能没有另外一些人健谈,但是我想我大概还是可以找到能交谈的话题。或许今年对我会更容易些,因为我已经和他们共事一年多,所以我对他们也就更了解。

挑战灾难性思维

挑战灾难性思维要求转移你思维焦点,即从某一个特定的结果可能会多么恐怖转移到你如何控制或应对这一结果。最有效克服灾难性思维的方法之一就是问自己如下的这些问题:

- 那又怎么样呢?
- 如果我的担心变成了现实会怎样呢?
- 如果它变成了现实,我该怎么对付________呢?
- ____________真的会像我想象的那么恐怖吗?
- 在这一大堆事情当中,它真的很重要吗?
- 我要从现在起一个月的时间里都计较这个吗? 还是一年?

很多情况下,你会意识到即使是你的恐惧变成了现实,世界末日也不会到来。在应付这种情况的过程中,你的不适感就会消失。以下是艾梅和她的治疗师之间的谈话,说明如何用这种方法挑战灾难性思维,从而敢于与某人约会。

艾梅:我不敢约会任何人,因为我害怕被拒绝。

治疗师:有没有哪个人是你一直打算要约的呢?

艾梅:我的班上有位小伙子,我几次上课都和他坐在一起,课刚好在午饭前结束,所以我一直想邀请他一起吃午饭。

治疗师:为什么你没这样做呢? 如果约他一起吃饭,你觉得会发生什么呢?

艾梅:我最怕他对我不感兴趣。我会让他为难,而他就会随便找一个借口来拒绝我。我担心他会认为我很蠢,甚至比蠢还糟,他会认为我很可怜。

治疗师:正如我们之前谈论过的,他可能还会有其他不同的反应。认为你很愚蠢或是认为你很可怜只是很多可能性中的两种。尽管如此,我们暂且假设你的担心是事实。如果他真的认为你很愚蠢或者可怜,你会怎么样呢?

艾梅:我不知道。我还真的没想过。我会觉得很糟糕。

治疗师:那是否意味着你真的很可怜或很愚蠢呢?

艾梅：我想不是。

治疗师：那是否意味着所有别的人也会认为你很愚蠢或是可怜呢？

艾梅：当然不是。

治疗师：为什么呢？

艾梅：嗯，他的想法并不能代表别人的想法。我知道我的朋友不会认为我很可怜。至少我希望是这样。

治疗师：如果你不愚蠢也不可怜，那他为什么还要拒绝你呢？

艾梅：可能他已经有了别的午餐安排，或者他已经有了女朋友。

治疗师：都有可能。让我们回到你最初的想法。如果他真的认为你很可怜，而这又是他不想花时间和你一起的原因，你会怎么办呢？

艾梅：我想那也没关系。在过去的几周里，我已经认识到不是每个人都必须喜欢我。也许那只意味着我们并不适合对方。

治疗师：如果他谢绝了你的午餐邀请，你认为你能承受被拒绝的感受吗？

艾梅：我想是的。开始会很难受，但是我想我能控制自己不要变得太沮丧。

克服灾难性思维还包括不要把注意力只放在一些消极经历的即时后果上（例如："在我演讲时，人们会往坏处想我"），而忘记了你的不适感一小会儿就会消失了。事实上，犯一个小错或者让自己很尴尬的后果通常是非常小的，而且绝不会持续很长的时间。即使人们注意到了你的错误或者紧张，几分钟之后，他们很可能就忘记了。

在本章结尾有一个抵制灾难性情绪的表格。该表格能够帮助你挑战社交情境中的灾难性思想。该表格共有三栏。在第一栏中，你应该描述让你感到焦虑的情境。在第二栏中，描述你的焦虑思想和预测。现在，问自己一些上述列表中的问题（例如："那又怎么样呢"），并在第三栏中记录下你的非灾难性的回答。以下是一些例子。

第一栏 （情境举例）

- 做口头陈述。
- 在交谈中，难于找到交谈的话题。
- 参加聚会。
- 约会。
- 穿过一个繁忙的商场。

第二栏 （焦虑思想举例）

- ____________会认为我很蠢。

- 我的手会发抖。
- 我会显得很弱小或无能。
- ____________会认为我很可怜。
- 我的焦虑会被____________注意到。

第三栏 （非灾难性回答举例）

- 即使____________认为我是一个傻瓜，但这并不代表我就真的是傻瓜。他的观点代表不了任何别的人的想法。
- 就算____________注意到了我的焦虑，世界末日也不会到来。每个人都会时不时地感到焦虑。
- 谁会在意我的手在发抖？我有这样的权利。没准没有谁会注意到。就算他们注意到了，他们大概也不会在乎。我老板的手就会发抖，我想也没人在意。
- 如果我被嘲笑，那也是可以掌控的。大多数人都会时不时地被人嘲笑。我肯定什么时候也笑过别人。除了暂时的不自在或尴尬，就事件的总体来说，这真的没有什么。

不要忘记你的实力

如果你老是试图关注你性格或外表中的小失误或瑕疵，那么你很可能会继续感到焦虑。例如：如果你认为每个人都根据"是否你的手在发抖"这一点来评判你的话，那么当你的手在发抖时，你更容易感到紧张。同样，如果你认为每个人都会根据你演讲中脑子短路的10秒钟来评判你，那么当你做其他演讲的时候，你很有可能会继续紧张。尽管我们确实时不时地去评判或批评他人，但人们不太可能注意到或者评判一些具体行为，而你恰恰以为这些行为受到他人的批评。

人们对于他人的评判基于多种不同的方面，包括外形（如身高、体重、发型和发色、面部特征、衣着、鞋子等）、智商（如语言能力、处理问题能力、常识等）、能力（如做好本职工作的能力、计算机水平、修理居家器具的能力）、工作习惯（如守时、敬业以及不偷奸耍滑）、体育能力（如网球水平、健美程度以及力量大小等）、创造力（如音乐或艺术造诣）、健康习惯（如饮食、锻炼、抽烟、喝酒）、健康状况（ 是否有病）、社会地位（家庭、收入以及职业）、情绪（如高兴、激动、悲伤、愤怒、恐惧）以及个性（慷慨、体贴、自信、礼貌、傲慢）等，在这就不一一列举了。

大多数人在有些方面属于中上水平，而在另一些方面则处于中下水平。在大多数方面都处于中等水平。一个人在某个特定的方面批评指责你的程度取决于那个特定领域对他重要与否。尽管有些人会因为你的紧张而批评你，但大多数人似乎并不会在意。如果你认为其他人会把注意力集中在那些你认为自己处于劣势的方面，那么你会继续对周围的人感到焦虑和恐慌。

因为你往往会不自觉地关注自己不如别人的地方，所以要认识到自己超过或与别人能够匹敌的方面，需要做一些尝试。第一步，在下面空白处列出一些你的优势对你会有一定帮助。

具有实力的领域

____

____

____

由他推己

挑战你对自己过于苛刻的标准的有效方法之一就是试着从他人的角度来看待那些导致焦虑的情境。如果一场演讲结束之后，局面发生转变，你的好朋友来征求你的意见，寻求你的支持，你会怎样呢？如果你的朋友向你诉说了很多相同的感受，正如你在一些让你畏惧的社交或者表现情境所经历的那样，你会对他说什么呢？

例如，如果你的朋友对你说："我彻底把我的演讲搞砸了，我的声音一直在抖，甚至一度我的脑子短路了。我肯定看起来像个十足的傻瓜。"你会怎样回应你的朋友呢？很有可能你会这样说："你做的应该比你想象的要好。即使你真的看起来很紧张，别人大概也不会在意。"或者，你也有可能会这样说："演讲时我也会觉得很紧张，觉得很不自在，但无论如何，它总算过去了。"

挑战别人的焦虑想法通常比挑战自己的要容易得多。因此，我们建议你试着这样对付你的焦虑思想：在意识里，让自己暂时"脱离"这种情境。想象是别人（可能是一个好朋友或家人）正在经历这种焦虑。你会对他或她说什么呢？从一个好朋友的角度来看待这种情况也许能够帮助你克服自己的焦虑思想。

另外一个转移视角的方法也很有用：想象一下当别人表现出和你一样的焦虑行为时，你会怎么评价呢？例如：如果你担心别人会批评你的声音发颤，你可以这样问自己："当我注意到别人的声音在发抖时，我会评判他吗？很可能，你不会因为他人在某一特定的情境下显得害羞或焦虑就认为别人无能、愚蠢或者软弱。同样,即使人们注意到了你的焦虑,他们也不会对你做出很苛刻的评价。

转移视角的第三个策略就是:试问一下那些不会感到焦虑的人对你所恐惧的情境是怎样解析的。例如:如果你认为必须回避哪怕让你感到一点点焦虑的那些聚会,你可以问下自己,那些不会焦虑的人是怎么看待这种场合。你甚至可以设想某个特定的人(比如一个朋友、亲戚、配偶或者治疗师)会怎样看待这个聚会。

总之,转移你的视角包括询问自己三类问题:

- 如果一个好朋友或者亲戚有我一样的想法,我会对他们说些什么呢?
- 如果一个人表现出和我一样的行为(发抖、出汗、失误等),我会怎么看他呢?
- 一个没有焦虑的人会怎么看待这种情况呢?

权衡你想法的得失

正如我们在本节所探讨的,社交情境及表现情境中出现的焦虑想法通常是不真实的。然而,有时候它们可能是真实的(至少一部分是真实的),而且是一个存在的问题。除了证实你的想法是否真实之外,考虑一下你的想法和行为是否对你有利也是有必要的。如果它们对你有利,你也许就应该一直持有,如果不是,就应该放弃。

几乎每个人都想给别人一个好印象,没有人愿意让别人认为自己无能、愚蠢、无聊或者软弱。实际上,有过度社交焦虑的人和没有社交焦虑的人所持有的导致焦虑的想法在内容上是相类似的。诸如"能被别人喜欢,这一点对我很重要",以及"留给别人一个正面印象,这一点很重要" 这些想法是多数人在孩提时候就建立起来的有益的思想,而且"给别人一个好印象"的思想能帮助我们建立友谊,工作上受到重用,让老师印象深刻。事实上,生活中得到的许多回报都在于你能积极地影响到他人。

然而,过度的社交焦虑通常会让你过于关注别人的看法——以至于会因此干扰你的生活,还可能给别人留下一个更加消极负面的印象,尤其是当你回避重要的社交活动时。社交焦虑思想的问题不在于它们是否真实(尽管有时候是真实的),而是在于它们被夸大并且具有很大的影响力。例如:如果"我应该给别人留下一个好印象"的想法能刺激你努力工作,那很不错。另一方面,如果同样的想法让你不知所措,什么事都干不好,那就是一个问题了。

除了判断焦虑思想和焦虑预测的准确性之外,考虑下你的想法和行为是否对你有利，这一点也很重要。以下是一个表格，你可以用来练习。如果你不能确定某一引起焦虑的想法是否真实，试着权衡下一直坚持这种想法的得与失。如果你没有这类想法的话，你的生活质量怎样提高呢？

描述你的焦虑思想或预测

____

____

____

列出那种焦虑思想或预测的所得

____

____

____

列出那种焦虑思想或预测的所失

____

____

____

找到合理的解释

在你极度恐惧时，用本章所描述的技巧去挑战你的焦虑想法可能比较困难。你也许会发现，你的注意力完全放在试图挺过这一关，因而不可能进行有逻辑的思考。理性的应对陈述实施起来相对简单，也不会有像其他技巧要求的逻辑分析，如检验证据和评估焦虑想法的得与失。合理的解释就是简短的“不焦虑的”句子，它们也许能帮助你与焦虑抗争。

例如：

- 如果__________不喜欢我，也是可以对付的。
- 在别人面前脸红也没有什么大不了的。
- 恐慌会让我不自在，但没什么危险。
- 演讲时显得紧张也没什么大不了的。
- 看起来人们并没有注意到我的手在抖。

将几个对应性陈述写或者打印在卡片上，并随身带着作为提醒，也许会很有帮助。当你处于一个让你焦虑的情境时，将卡片从你的钱包里拿出来，用上面的一个或者几个陈述来提醒自己，与你的焦虑想法抗争。选择那些与你最相关的陈述，以及那些最为可信的陈述。例如：当你演讲时，或者当你即将演讲时,你老是感到焦虑,那么再告诉自己"我不会焦虑"就没有任何意义了。一个更为可信的陈述就是:"就算我很焦虑,那也不是世界末日"。

在下面的空白处,写出5个与你自己特有的焦虑思想相关的合理解释。

1. ____________________

2. ____________________

3. ____________________

4. ____________________

5. ____________________

行为试验

认知疗法包含测试思想和想法的效度,就像科学家测试科学原理或者猜想的效度一样。事实上,实验是科学家测试其思想的最有力的方法。在社交焦虑的认知疗法中,实验通常是通过一些小的行为测试来判断一个想法是否是有效的。通过一系列重复性的行为实验,你很有可能会否定掉导致你恐惧和焦虑的那些思想和预测。以下是一些具体的实验举例,用来测试各种引发焦虑感的想法的效度。

引发焦虑的思想	行为试验举例
当我端着一杯水时,如果我的手在发抖,那真是可怕。	当你端着一杯水时,让你的手故意发抖。为了真实测试你的想法,让水泼洒在你身上!然后看是不是真的那么可怕。
在明天的招聘面试上,我会把自己弄得像个傻瓜一样,所以何必还麻烦去面试呢?	去参加这个面试,看看会发生什么。
如果我成为了大家注意的焦点,我不知如何应对。	做点引人注意的事情。例如:上课迟到,把钥匙掉在地上,把衬衣穿反,或者在超市撞倒一些不易碎的东西。
如果显得很愚蠢或很无能,那真是可怕。	在商场排队并且当你的东西结算之后,告诉收银员你忘了带钱。
如果邀请一个同事吃晚餐,我会被拒绝。	邀请你的同事一起吃晚餐,看看他或她的反应如何。

选择可行的实验时,尽量选那些不会让你有任何损失的实验。例如:不要只是想看看会有什么后果,就去告诉你的老板你有多讨厌他!尽量选择那些即使最糟糕也只是让你不自在或者临时有点尴尬的实验。记住:你冒的社交风险越大,你的回报通常就会越多。尽管这样,你还是会时不时地被拒绝。如果你不冒风险,你永远也不会被拒绝——但是你永远也不会得到风险给你带来的好处,包括关系改善,一个更如意的工作,以及其他可能的回报。

在下面的空白处,想出并写下可以测试你特定的焦虑想法的实验。在第一栏里写出你的想法。在第二栏里,设计一个小的实验,可以有效测试出你的想法是否真实。

焦虑思想	行为实验
________________	________________
________________	________________
________________	________________
________________	________________

下面几章将会探讨面对恐惧的情境和恐惧情绪的策略。正如你将要看到的,暴露于你所惧怕的情境其实就是一种行为实验。通过不断地把自己暴露在你所恐惧的情境之中,你会明白你的恐惧感在通常情况下并没有出现。

使用思想记录或认知日记

在本章中,我们收录了多种形式的表格和日记,用以挑战焦虑想法。本节我们提供了一个更为常见的社交焦虑思想记录表,你可在感到焦虑的任何时候使用它。在此之前的一些表格,是为使用某个特定的技巧而设计的(如检查证据,克服灾难性思维等),而与之不同的是,社交焦虑思想记录表可以用于认知策略的任何一个技巧。本章结尾提供了一个空白表格和一个完整的样本。

记录和改变你的社交焦虑思想,使用哪种记录表并不重要。你可以使用本章提供的表格,也可自己设计。本章中提到的日记形式只是作为建议。主要目的在于帮你养成把注意力放在积极改变这些想法上的习惯。一旦新的思维方式会自然出现,就没有必要把想法再记录在纸上了。同时,我们建议在经历过你所恐惧的社交情境或表现情境之后,使用其中的某些日记类型或者表格,一周几次。完成表格的最佳时间是在参加活动之前(让自己做好思想准备),或者在刚刚结束之后(用来挑战发生在刚才情境中的焦虑想法)。

完成社交焦虑思想记录表的说明

第一栏:日期和时间

记录日期和时间。

第二栏:情境

描述你恐惧的情境或因素。下面是一些典型的例子:

- 发表演讲。
- 参加会议。
- 地铁上有人一直看着我。
- 和同事共进午餐。
- 我脸红了。
- 在老板面前我的手发抖了。
- 参加聚会。
- 要在班上做一个口头读书报告。
- 被介绍给我姐姐的新男朋友认识。
- 初次与异性约会。

第三栏:引发焦虑的想法和预测

在第三栏里,列出第二栏中提到的情境或因素所导致的焦虑想法。这些想法通常是预测有危险、尴尬等。这些想法经常是自发的甚至几乎是无意识的。识别它们需要一番工夫。尽力抓住每一个具体的想法。诸如"一些不好的事情将要发生"之类的思想太模糊了。以下是一些具体焦虑想法的举例:

- 人们会注意到我脸红了,他们会认为我很奇怪。
- 人们会注意到我很紧张。

- 我会出洋相。
- 人们会认为我是一个十足的傻瓜。
- 人们会认为我很丑。
- 我得离开这里。
- 我既无能又笨拙。
- 我得喝点酒,这样我才能舒服些。
- 人们总是能够猜透我的心思。
- 焦虑是软弱的象征。
- 人们认为我很无聊。
- 人们不会喜欢我。
- 我没什么好说的。

第四栏:前焦虑 (0~100)

在引起你焦虑的想法出现之前,给你的焦虑划分等级。从 0 到 100,“0”表示零焦虑,“100”表示极度焦虑。

第五栏:替换性想法和预测

记录下替换性想法和预测的例子。例如:如果你深信人们会因为你脸红就觉得你奇怪,那么替换性的预测可能包括:(1)没人会注意到我脸红了;(2)人们会注意到我脸红了,但是他们会以为我很热或者不舒服;(3)人们会注意到我脸红了,但他们根本就不会去多想。

第六栏:证据和现实结论

思考一下引起你焦虑想法的证据和你的替换性想法的证据。例如,如果你害怕脸红,你可以记录下你的观察:大多数人没有提及他们注意到了你的脸红,就算他们确实注意到了你在脸红,他们还是会很高兴和你在一起,他们还是会很好地对待你。在这一栏里,基于这一证据,你应该也记录下这一现实结论。例如,你可能会写到:“很多人似乎都不会注意到我的脸红,就算某人注意到了,除了我当时感到尴尬之外,也不会有别的什么后果。”

第七栏:后焦虑(0~100)

在引起你焦虑的想法出现之后,给你的焦虑划分等级。从 0 到 100,“0”表示零焦虑,“100”表示极度焦虑。

认知策略和治疗计划有机结合

本章所探讨的认知策略技巧并不做单独使用,而是作为综合性治疗计划的一部分,包括暴露于你所恐惧的情境之中。在第 7 章和第 9 章探讨了基于“暴露法”的治疗。在正式开始这些“暴露法”练习之前,我们建议你先练习几周认知技巧。学着通过改变你的想法来控制焦虑将有助于你面对你所恐惧的情境。除了暴露法疗法和认知疗法,治疗方案还包括药物治疗(见第 5 章)以及社交技巧练习(见第 10 章),这都取决于你的个人需要和偏好。

给重要的人、朋友及家人的一句话

如果你正和你爱的人一起努力,而他或她正在试图克服社交焦虑,你可以通过冷静地、有逻辑地分析、讨论他或她害怕的情境,来帮助他或她把引发焦虑的想法转化成更加现实的想法。这一过程应该在对方感受到支持的氛围中进行。你要小心,不要让你爱的人因为焦虑想法而沮丧(毕竟我们都会时不时地有不理性的想法)。你也要小心不要告诉你所爱的人应该怎样想,而应该让他或她自己从证据中得出结论。最后要记住,你的任务是支持——而不是抱怨或者逼迫你爱的人做出改变,或者争论怎样去解析那些引发焦虑的情境。你和你爱的人应该讨论他或她希望你扮演什么样的角色,以及你怎样才能让改变的过程变得容易些。

疑难解答

问题:我很难识别我的焦虑想法。

解决方法:问自己一些问题,例如:“________大概会怎么看我呢”以及“我认为在这种情况下会发生什么呢”,如果在回答完这些问题之后还是不能确定你的焦虑想法,那么当你亲临这种情境时,试着探测自己的想法。如果你确定不了具体的想法和预测,不要担心,你仍可以从第 7 章和第 9 章探讨的基于“暴露法”的策略中获益。

问题:我很难相信替换性的、非焦虑的和理性的想法。

解决方法:有时候,当人们第一次使用认知技巧时,它会显得很肤浅。随着时间的推移,新的非焦虑想法会变得更加可信。如果不是,那么基于“暴露法”的策略(第7~9章)则成为改变焦虑想法最有力的方法之一,它们也许能帮上忙。有时候,通过在恐惧情境中经历的第一手经验来改变焦虑想法,比简单的试图换一种想法有效得多。

问题:在社交情境中,我非常焦虑,甚至都不能清晰地思考,所以认知策略不适合我。

解决方法:试着在你进入这个情境之前使用认知策略。如果这还不现实的话,在你进入这个情境一会儿之后,甚至当你离开之后(你的恐惧应该随着时间而减退),试着使用一下这些策略。

问题:我不想麻烦地填写这些监控表,他们让我糊涂,而且又花时间。

解决方法:有很多方法都可以学习本章提到的这些技巧。这些表格和日记是为了让学习的过程变得更加容易。然而,如果它们不利于使用这些技巧,试着制作一个更简单的表格(例如:你可以使用一个两栏的表格——一栏用来记录你的焦虑想法,另一栏用来记录你新的没有焦虑的想法)。又或者,你可以忘掉这些表格和日记,而只使用你所知道的技巧。

挑战焦虑思想摘要指南

本章包含了大量识别和改变焦虑想法的策略和建议。现在你可以浏览本章,完成一些练习。

我们建议你持续使用这些认知技巧来对付你的社交焦虑和表现焦虑。大体上讲,使用认知策略包括以下几个步骤:

1. 识别你的焦虑想法、预测以及解析。

2. 使用本章描述的技巧(例如检查证据,采取他人的视角,权衡你想法的得与失,以及进行行为实验等)检验焦虑预测的效度。你的预测现实吗? 例如:别的人真的会认为我很__________吗?

3. 检查灾难性思维的效度,问自己这样一个问题:“如果我的焦虑想法是真的,又会怎么样呢?”例如:“如果一小部分听众真的认为我的演讲很糟糕,会怎么样呢? 我该怎么处理呢?”

4. 使用社交焦虑思想记录表来识别并挑战你记录下来的焦虑想法。

表 6.1 “抗灾难性思维”表

情　境	焦虑想法和预测（我认为会发生什么?）	非灾难性回答（如果我的想法是真的,会怎么样?）

表 6.2(a)　社交焦虑思想记录表

日期和时间	情　境	引发焦虑的想法和预测	替换性想法和预测	证据和现实结论	后焦虑度（0～100）

表 6.2(b) 社交焦虑思想记录表——完整示例

日期和时间	情境	引发焦虑想法和预测	前焦虑度(0~100)	替换性想法和预测	证据和现实结论	后焦虑度(0~100)
4月3日,下午2点	工作会面	我会说些蠢话,人们会认为我是个傻瓜。	90	我会说些很明智的话。我说的话既不愚蠢也不明智。一些人会认为我很聪明,一些人会认为我就是个常人。不管我说了什么,都不会影响到同事们对我的智商的已有看法。	老板叫我在会议上发言,所以她一定认为我有值得说的话。每个人都会时不时地说些蠢话,所以也没有理由认为我就不该说蠢话。就算我说了蠢话也不会发生什么可怕的事情。屋子里的每个人都已经认识我了。即使有人认为我是个傻瓜,那也不会是世界末日。	50
4月5日,下午7点	和朋友晚餐时,我的手在发抖。	朋友会注意到我的手在发抖。他会认为我很紧张,而紧张是一个弱点。	70	也许朋友不会注意到我的手在发抖。即使他注意到了,也不一定就认为是因为焦虑。即使他认为是因为焦虑的话,也不一定就认为这是一个弱点。	我们已经是多年的朋友,他知道我有时候会紧张,而他还是愿意和我待在一起。有些让他紧张的情境就不会影响到我(他害怕坐飞机)。因此,在某些时候,我的手有权利发抖!	45

续表

日期和时间	情　境	引发焦虑想法和预测	前焦虑度(0～100)	替换性想法和预测	证据和现实结论	后焦虑度(0～100)
4月7日，下午3点	到商场退换商品。	收银员首先会认为我很蠢，所以才买了这个东西。我解释不清我想干什么。收银员不会让我退还这个商品，而我会不知道该怎么办。	70	收银员不会认为我很蠢。我可以向他解释我想要做什么。收银员会同意我退还这个商品。即使我很紧张，我还是可以应对这种情况。	我以前到商场退还过东西，每次都能成功。因此这次很可能也行。在30天以内是可以退货的，因此我有这个权利。即使我很紧张，收银员也没有权利拒绝我退还商品的要求。如果我想不出要说的话，我可以慢慢想，直到我想好要说的话。	20

7. 暴露疗法

第6章为读者们提供了一系列详尽的认知策略,这些认知策略对于改变人们焦虑的思维方式是十分有帮助的。几乎所有的这些认知技巧都包含同样一种观点,那就是学着从不同的视角来看待社交和表现情境——第一,尽可能地拓宽你对某种特定的社交情境所抱有的固有观念和既定认识;第二,在认为你的某种特定想法是真实的之前,要充分考虑各种存在的证据。

本章将为读者介绍一系列认知技巧,它们能有效改变那些强化你的焦虑思想和焦虑感的行为。从本质上看,这些认知策略就是通过让你置身于当下你所惧怕和逃避的社交情境之中这样的方式来使你面对你的恐惧。本章开篇将会回顾一下那些使人产生社交焦虑的行为,并简单总结一下能够改变这些行为的方法和策略。本章余下的部分则会更加详尽地介绍暴露训练的基本原则以及实施以暴露训练为基础的社交焦虑疗法的最好方式。

第8章和第9章就是直接根据本章介绍的基本内容来铺陈展开的,第8章将会进一步为如何在各种各样的社交情境中实施暴露训练提供更详尽的指导,而第9章则是指导你如何用暴露训练来面对各种各样你所惧怕的生理感受。只有在你真正地实践了第6章描述的认知手段之后,你才能使用第7章至第9章介绍的训练来克服社交焦虑。我们建议你以阅读第7章和第8章的内容作为学习暴露训练的开始,并且进行社交情境暴露训练至少3~5星期,只有这样,你才能进一步阅读并学习第9章的内容。而只有在这之后,我们才会建议你继续阅读第9章的内容,并尝试着去亲身体验那些使你恐惧的生理感受,如果你有必要做这些尝试的话。正如第9章将会介绍的那样,如果对于你来说,体验某种与焦虑和紧张相关的生理感觉(像流汗、发抖、脸红和心跳加速)会使你感到恐惧的话,那么有目的地让自己体验这些生理感受对你将会是大有益处的。如果你并不惧怕这些行为,那么第9章所介绍的策略于你就不是那么重要了。

导致社交焦虑的行为

趋利避害是自然万物所遵循的法则。所有的生命有机体都会尽量避免那些会使他们感到害怕、痛苦和不适的情境。逃避是一种保护自己远离可能存在的危险的方法。简单地说,远离你所察觉到的威胁是一种有效地减少或阻止这些不适感的方法。你的经验可能会告诉你,面对你所惧怕的情境会使你感到不知所措,一种挫败感会油然而生,而回避或者逃离这样的情境却会使你感到一丝安慰、一丝轻松。然而,这种逃避使你感到焦虑的情境、事物和感受同时也意味着你的恐惧与焦虑会长期持续下去。事实上,你所逃避的社交情境给你带来威胁的可能性是微乎其微的。从长远的角度来看,逃避所带来的危害远远要比给你带来的好处多得多。

逃避那些使你感到不自在的情境仿佛可以防止那些你所惧怕的负面结果。就像那些不敢乘坐飞机的人可能会觉得,只要不坐飞机就可以免遭空难。你可能也会觉得只要避免社交和表现情境,便能保护你免遭各种各样的社交灾难,像当众受辱或是遭人批评等。当然,据统计,死于空难的风险指数几乎为零(根据某些资料显示,大约是千万分之一的可能性)。也就是说,不管你坐不坐飞机,遭遇空难的可能性几乎是完全一样的(都接近于零)。因此对于公众演讲、参加派对以及其他社交情境来说,道理也是一样的。事实上,真正出现威胁或危险的可能性要比社交焦虑症患者通常所想象的小得多。而长期逃避社交情境所造成的后果要比你面对这些社交情境所冒的风险严重得多。

将自己置身于你所惧怕的社交情境,亲身体验你所畏惧的生理感受,会强有力地证明,从长远的角度来看,逃避既没必要又没有任何益处。通过面对你的恐惧,你会发现那些激发你焦虑情绪的思想和推断非但不正确,甚至是夸大其词的。另外,随着练习各种各样社交和表现活动机会的增多,你的人际交往能力也会随之提高。也就是说,你不仅会更加轻松自如地与人闲谈、做演讲以及处理冲突情境,你甚至还能游刃有余地驾驭和掌控那些难以应对的社交情境。

这里我们将回顾一下焦虑行为的三种主要类型。每一种都是潜在的有害行为习惯,因为从长远看,它们会阻碍你减轻恐惧的进程。这些焦虑行为包括:(1)回避惧怕的社交和表现情境;(2)回避恐惧的生理感受;(3)微妙回避策略和安全行为。

回避社交情境

回避社交情境——像公开演讲、与人交谈、出席会议、与人约会以及到健身房锻炼，这些回避行为会阻止你认识到这样一个事实：那就是这些社交情境是安全的，你的焦虑和恐惧是没有根据的。而提早逃离这些情境（例如才参加一个派对几分钟便要离开）会对你的恐惧产生负面影响，并强化你的一种感觉：那就是置身于这个情境会使你感到恐惧和不自在，而离开这个情境你就会感到轻松，恐惧也得以缓解。事实上，尽管社交场合会引起你的恐惧，但它同时也会减轻这种恐惧。当你身处于社交情境之中，尽管恐惧可能会比你逃离这个社交情境持续更长的时间，但从长远来看，对缓解恐惧会产生更好的效果。通过强迫自己置身于社交情境中直到恐惧有所缓解，你会发现原来你也可以相对自如地应付这些场合。本章和第 8 章便会讨论如何克服逃避恐惧情境的一系列策略。

回避恐惧的生理感受

正如前面几章谈到的，除了回避某些情境之外，你可能还会刻意回避自己的某些生理感受，尤其是在社交情境中。和亲戚朋友吃饭时，你可能会回避吃一些辛辣的食物，因为这些食物可能会使你脸红。或者你可能在公众场合讲话时避免穿厚衣服，以免会出汗。然而回避像出汗和脸红这样的生理感受却恰恰会强化你的这样一种思想——这些生理感受和感觉是很危险的。如果你害怕在人前经历某些特定的生理感受的话，那么你很可能会发现去亲身体验这些感受反倒会使你更加适应。而这样做的目的就是使你认识到，像发抖或是心跳加速这些使你惧怕的生理感受，并不是恐怖万分，充其量也就是轻度的不适罢了。贯穿本章，我们所讨论的基本原理都是有关如何克服对于某些生理感受所产生的恐惧。而关于如何克服这些恐惧的具体练习则将在第 9 章进行全面详尽的介绍。

微妙回避策略和安全行为

微妙回避策略（也称安全行为）是人们经常用来应付那些引起社交焦虑的情境时所使用的隐蔽策略。与完全回避产生恐惧的情境的做法不同，微妙回避策略是部分回避社交情境。通常，这些回避行为是不易被人察觉的。事实上，这些回避行为有时是如此的隐蔽以至于连你自己都意识不到它们的存在。

与对待那些明显的回避行为一样,学会消除这些隐蔽的微妙回避行为将帮助你克服恐惧,正如去掉自行车的辅助训练轮胎是学会骑自行车的非常重要的一步,丢掉拐杖是受伤后重新学习走路的关键性一步一样。现在我们就来讨论一下微妙回避粗略的一些具体事例。

(1)分散注意力。分散注意力就是逃避那些使你焦虑的想法和感觉,将自己的注意力集中在那些使你感到更加轻松的想法或事物上,或是让自己一直忙于一些分散注意力的活动。比方说,当你参加派对时,你可能会主动要求去帮忙准备食物和饮料,这样你就能使自己手边一直有事情做,而你的注意力也会从你的焦虑感觉上分散开,但是如果你不这样做的话,焦虑感便会出现。再比方说,当你乘坐公共汽车或火车时,你可能总是随身携带一本书或是一个随身听来分散自己的注意力,来回避由于与他人的目光接触或是担心别人会怎么看自己而引起的不安与焦虑。这种分散注意力的方法可能会使你在社交和表现情境中感到轻松自在一点,但长时间地使用这种方法来回避你的焦虑与恐惧却会妨碍你认识到,即使不依赖微妙回避策略,你还是有能力驾驭这种情境。

(2)过度保护行为。过度保护行为是指在你所惧怕的情境中,为了保护自己而做的一些小事。比如说:

- 用浓妆或者高领毛衣来掩饰脸红。
- 参加派对之前要事先知道客人名单。
- 用戴手套来掩饰手发抖。
- 做演讲时坐在讲台后面或者倚着讲台。
- 在灯光昏暗的餐厅吃饭,使约会对象察觉不出你的焦虑。
- 用戴墨镜来避免目光接触。
- 总是和朋友一起参加社交场合来避免与不熟识的人说话。

在设计暴露训练时,试着去消除这些微妙保护行为是非常重要的。

(3)对已知缺陷矫枉过正。矫枉过正,顾名思意,就是做出额外的努力来弥补自己的不足以确保所恐惧的预测不会发生。比方说,如果你害怕在做演讲时出洋相,那么你可能会花上几天时间来排练并把要讲的内容背下来。如果你害怕与人闲谈,那么你可能会花上几个小时的时间来准备交谈的话题并为你可能会谈到的内容进行排练。如果你害怕自己看起来没有吸引力,那么你可能会花大量时间和精力去做头发、选衣服或是去健身房健身,以使自己看起来更有魅力。而在多数情况下,不需要花费这么多努力你也是能做得很好的，所以还是将时间和精力留给其他事情吧。在设计暴露训练时，要消除任何过度准备或是矫枉过正的倾向，而且事实上，你眼中的这些缺陷可能根本算不上什么缺陷。比如说，与其花上几个小时来记忆一段演讲稿，不如尝试着让自己用最少的精力来准备（当然还是要充分）。

(4)过度自我检查和寻求肯定。过度自我检查就是花费太多的时间和精力来确定大家对你是否有正面的、积极的印象。所有人都会时不时地自我检查，像在派对上照照镜子，向同事询问是否喜欢你的演讲等。事实上，我们建议你继续时不时地检查别人对你个人以及你的行为的看法。因为自己检查以及获得别人的肯定是检测你对自己所持看法正确与否的良方。然而，如果你过于频繁地自我检查或是寻求他人肯定的话，那么你就该适量地减少这样的行为。自我检查和寻求反馈的关键就是要适度。时不时地检查有好处，但总是不断地检查便成了问题。不断地对自身的表现一再寻求肯定就如同只要你有点小病小痛就不断地到医生那做检查一般。从不去看医生可能会引起非常严重的健康问题，即便真的有什么严重的健康问题，也早就检查出来并防治了。然而就为了一点点小病小痛，一个星期跑几次医院，这样反而会产生事与愿违的结果，你的医生可能不会再对你尽心尽力，甚至可能会怨声载道。而连连不断地寻求他人肯定也会产生适得其反的效果，而这种效果正是你一直不愿见到的——那就是来自别人的负面反馈以及对你的反感。

(5)物质使用。物质使用表面上会减轻你在社交和表现情境中的恐惧，但实际上却是在破坏暴露训练的效果。要使暴露训练有所成效，体验一定程度上的恐惧是十分重要的。而且你的恐惧通常会随着你身处于该情境下而自然而然地得到缓解，认识到这一点也是十分重要的。只要遇到你所焦虑和恐惧的情境就喝酒或使用其他药物，会阻止你认识到这样一个事实——即便不喝酒或使用其他药物，你的恐惧和焦虑也会自然而然地得到缓解。所以当你设计暴露训练时，我们建议你在训练过程中不要喝酒或者使用其他药物。如果你想在派对上喝上一杯的话，那么尽量等到你的恐惧有所减缓之后再喝吧。

暴露训练的治疗步骤

任何基于暴露训练的治疗方案主要都包括以下几个步骤：初步评估、设计适合自己的训练、实施训练以及长期保持所取得的进步。

初步评估

我们已经在本书的第 3 章讨论过评估的相关问题。要设计有效的暴露训练,首先你需要了解你所恐惧的情境和生理感受到底是哪些,并了解影响你恐惧程度的其他因素。第 3 章的训练可以帮助你识别出那些当你在社交和表现情境中感到不自在时,影响你恐惧度的一系列因素。因此,在你开始你的暴露训练之前,最好回顾一下第 3 章相关章节的内容。

设计适合自己的训练

在设计你的暴露训练时,首先要制定一个暴露情境等级表。暴露情境等级表就是将你所惧怕的情境按照难易程度排序、划分等级——将恐惧度最小的情境放在等级表中的最下方,将恐惧度最高的情境放在等级表的最上方。第 8 章将介绍一些具体的等级划分的范例并将指导你如何制定自己的暴露情境等级表。第 9 章则是针对你所惧怕的生理感受,介绍一些具体的等级划分范例并指导你如何制定自己的生理感受等级表。设计暴露等级表能为你提供一个由易到难的暴露训练框架,这样你就能由相对简单的训练开始循序渐进地进行训练。

实施训练

一旦你发现某些训练可能会对你有所帮助,那么下一步就是去实施这些训练。暴露训练通常会从一些较易掌控的情境开始,然后再逐步进入越来越困难的情境。当你能越来越轻松地面对某些情境时,那么此时你就该开始消除我们前面所讨论的那些微妙回避行为了。接着,经过几个星期的情境暴露训练后(请参阅第 8 章),再增加一些对于恐惧的生理感受的暴露训练就会更有帮助(请参阅第 9 章)。

暴露训练应该提前设计、规划,还要频繁训练。实施暴露训练的方式决定暴露训练的成效。事实上,不恰当的暴露训练反而会增加你的恐惧。本章剩下的部分将会为你介绍一些实施暴露训练的最佳方法,帮助你最大限度地减轻你的恐惧。

保持所取得的进步

要想保持你所取得的进步,很重要的一点就是,即使你的恐惧已经有所减轻,你还是要继续时不时地进行暴露训练。这些策略将会在第 11 章详细介绍。

暴露训练的类型

本节将讨论当制定暴露训练计划时应该考虑的三个不同的层面。包括:(1)社交情境暴露训练与恐惧生理感受暴露训练;(2)想象暴露训练与真实暴露训练;(3)渐进式暴露训练与跳跃式暴露训练。

社交情境暴露训练与恐惧生理感受暴露训练

情境暴露训练包括将自己置身于引发焦虑情绪的地点和情境中。克服社交和表现焦虑几乎总是将情境暴露训练作为其不可缺少的组成部分。换句话说,如果你想更加轻松自如地进行公众讲话、与陌生人会面或者与同事共进午餐的话,那么你就有必要对这些社交活动进行一定的训练。

有社交和表现焦虑的人也能从生理感受暴露训练中受益。这种形式的暴露训练有时被称为内感受暴露训练,包括进行激发你某种特定生理感受的练习。比如说,在椅子上打转诱发眩晕的感觉,在楼梯上跑上跑下会使你心跳加速等。对于那些惧怕不适身体感受的人来说,生理感受暴露训练是很有益处的。

如果你并不惧怕焦虑时所经历的不适生理感受,那么你就没有必要做这些训练。然而,如果你非常害怕在社交情境中经历这些身体感受的话,那么你会发现有目的地去体验这些生理感受直到它们不再使你惧怕是很有帮助的。将生理感受暴露训练与情境暴露训练相结合,这样你就可以在惧怕的社交情境中有目的地激发出恐惧的生理感受。本书的第 9 章将会详尽介绍如何利用内感受暴露训练来减轻你对某些生理感受的恐惧。

想象暴露训练与真实暴露训练

暴露训练既可以在想象中进行(想象你正置身于你所惧怕的社交情境中),也可以在现实生活中进行(真正进入到你所惧怕的社交情境中)。通常情况下,只要情况允许,我们建议你最好进行真实的暴露训练(也叫做活体暴露训练),而不是想象暴露训练。即使这两种暴露训练方式都能减轻你的恐惧,但真实暴露训练具有两大优势:第一,有些人在想象激发他们恐惧情绪的情境时，在某种程度上具有一定的困难；第二，事实表明，真实暴露训练能更有效地减轻恐惧（Emmelkamp and Wessels，1975）。

尽管如此，在某些情况下，想象暴露训练还是有帮助的。如果你对现实中的某一情境太恐惧以至于不能面对的话，这时你就可以运用想象暴露训练作为进入真实训练前的铺垫。比如说，如果你计划约某人外出，你就可以先在脑子里想象自己已置身于该情境中。一旦你对想象中的情境感到不再那么惧怕，并且感到可以更加自在和轻松地应对时，再去进行真实的情境训练就更容易了。还有，当暴露训练的情境在现实生活中不太可能实现时，想象暴露训练就派上用场了。比如说，如果你必须面对两百人做演讲，而在现实生活中在如此众多的人面前做情境暴露训练又是不太可能实现的，这时，在你脑中想象你是在面对很多人做演讲。在你为真正的演讲做准备的时候，这样做不失为一种不错的办法。

情境角色扮演则是介于想象暴露训练与真实暴露训练之间的折中方案。情境角色扮演就是在朋友、家人或治疗师的帮助和配合下，想象你在某种特定的情境中。比如说，在参加一个真正的工作面试之前，你可以在其他人的帮助下进行一场模拟面试，你自己是被面试者，而其他人扮演主考官。你还可以请你的家人和朋友作为观众，在他们面前做演讲训练。以上这些形式各异的情境暴露训练（包括想象暴露训练、真实暴露训练以及情境角色扮演）将会在第8章更加详尽地讨论。

渐进式暴露训练与跳跃式暴露训练

暴露训练可以渐进式地进行也可以跳跃式地进行。跳跃式的暴露训练就是每一个训练步骤都快速地进行、跳过一些训练步骤、有时甚至是在你还没有完全掌握相对容易的训练情境之前就去尝试那些难度更大、更难控制的训练情境。比方说，当你进行在公众面前讲话的暴露训练时，跳跃式暴露训练可能就会让你直接在众多陌生人面前讲话，而不是在少量熟悉的人的面前讲话。

渐进式暴露训练倾向于从更简单和更容易操作的练习开始，然后再慢慢地一步步地进行相对较难的练习。与跳跃式暴露训练相比，进行渐进式暴露训练的人可能会花费更多的时间来充分练习训练过程中的每一步，然后才会进入到下一阶段较难的练习。另外，与跳跃式暴露训练相比，渐进式暴露训练很少省略中间的训练步骤，不会跳跃式前进。采用渐进式暴露训练方式，会使你在到达难度等级最高的训练阶段时更少地感到挫败和力不从心，因为你已经得到了充分的训练并做好了更充分的准备。

渐进式暴露训练就如同一个人上学时要从低年级到高年级一个年级一个年级地读。如果让你一下子从九年级跳到十二年级,你很可能会发现学习难度一下子加大,让你无所适从。但是,如果一个年级一个年级地向上读,你会发现每个年级所学的东西只是比上一个年级稍难一点。当你读到十二年级时,学习难度只是比十一年级略有增加。

在渐进式暴露训练中,公共演讲的训练会从在一个好朋友或者一个家庭成员面前做小型演讲开始,或是从在会议上发问开始。当你更易于面对这些情境时,你就可以试着延长在会议上讲话的时间或者是在少量的好友和家人面前讲话或做个小演讲。这样继续下去,你就可以尝试着在几个同事面前做演讲训练。在渐进式暴露训练中,除非你已经熟练地掌握之前所有的练习步骤,一般情况下,你是不会贸然在众多陌生人面前进行公众讲话情境训练的。

渐进式暴露训练与跳跃式暴露训练都能有效地减轻你的恐惧,而且这两种训练方式各自产生的结果通常也是相同的。然而,这两种训练方式各自都有其优点和缺点。采用跳跃式暴露训练能使你更快地看到改变,会节省你很多时间。而且,这些立竿见影的效果会激发你更努力地去克服你的恐惧,就像体重或健康状况的迅速改变能激发你继续坚持锻炼和健康饮食计划一样。然而,跳跃式暴露训练也有它的不足之处——与渐进式暴露训练相比,跳跃式暴露训练会伴随着高度的不适感和恐惧感。跳跃式暴露训练需要你有巨大的决心来忍受这样高度的不适。

这两种不同形式的暴露训练之间的区别,相当于直接跳入冰冷的游泳池和缓慢地进入冰冷的游泳池之间的区别。直接跳入冰冷的游泳池起初会带来更多的不适,但是你却可以更快地适应冰冷的水。从另一方面看,缓慢地进入游泳池对你身体系统的刺激可能会小些,但是你却需要更多的时间来适应周围冰冷的环境。

我们建议你在进行暴露训练时,速度由你自己定。如果你有能力以更快的速度来进行一些训练步骤的话,那么你就能更快地克服恐惧与焦虑。如果你想慢慢来,也完全没有问题。有时你可能会发现很难判断一个具体的训练步骤是不是难度过大。这时你要记住,快速地进行训练不会有任何坏处。当你在训练时遇到很难逾越的障碍时,你要么选择继续练习直到你战胜这个障碍,要么选择退回到上一步,尝试做些难度相对小点的练习,然后再慢慢地增加练习的难度。这两种训练模式的任何一种对减轻你的恐惧和焦虑都是很有帮助的。选择哪一种方式取决于你个人的喜好以及你愿意忍受的不适感的强度。

暴露训练是如何见效的

很多认知行为研究者和治疗师都相信暴露训练是通过给人们提供机会来检验他们的恐惧想法、恐惧猜想和恐惧推断的真实性来起作用的。第 6 章我们已经讨论了行为试验在挑战焦虑想法和焦虑预测时的作用。重复的暴露训练就可以被看作是行为试验的一种。当你一次次地将自己置身于所惧怕的情境中,当你一次次地让自己去亲身体验那些使你恐惧的生理感受时,你自然会发现你对于社交和表现情境所持有的想法是否正确。

为什么以前的"暴露"没有效果

即将开始暴露训练治疗的人常常感到纳闷——既然以前的"暴露"没有起到任何效果,他们又凭什么相信现在的"暴露"训练会奏效呢?在日常生活中,你会时不时地暴露在一些引起焦虑的社交情境中,而大多数情况下,你的恐惧并没有得到缓解或是减轻。事实上,一再地让你"暴露"在使你焦虑的情境中反而增加了你的恐惧。基于以往这些不成功的经历,你可能会对再一次将自己"暴露"在社交情境中来减轻恐惧的做法持怀疑态度。

但有一点你必须认识到,"暴露"并不是在任何情况下都会奏效。比方说,没有预料到的"暴露"可能会增加你的恐惧,尤其当这种"暴露"还会对你造成消极影响和负面后果时,这种恐惧就会更加扩大。想象一下这样一个情境:你非常害怕狗,而一只狗在你毫无防备的情况下,突然从树后飞蹿出来朝你狂叫。这样突如其来的"暴露"只会使你对狗的恐惧更加强烈。相反,如果你是循序渐进地与邻居家温顺的狗接触的话,可能效果就完全不同,你对狗的恐惧感就可能会有所减轻。

在日常生活中,暴露于所惧怕的社交情境经常是偶然的、无法预测的。而且,这种日常生活中的"暴露"又总是短暂和不频发的。与应用于认知行为疗法中的"暴露"训练相比,以上所有这些因素都决定了日常生活中的"暴露"对减轻社交焦虑和恐惧是没有帮助的。以下将对你以前所经历的"暴露"与能够有效地帮助人们克服恐惧的"暴露疗法"之间的区别做一个简要概括。

以前经历的"暴露"的典型特点	暴露疗法的典型特点
以前的"暴露"通常是不可预测和不可控制的(比方说,你可能会在一场不期而遇的交谈中突然不知道该说些什么;你可能会"被迫"参加你不想参加的派对)。	暴露疗法是可以预测并可以控制的(比方说,你是自愿进入一个会引起焦虑的情境来进行专门的训练,使自己能在该情境中更加自在,这样的做法并不是被人强迫的)。
这些"暴露"历时短暂(比方说,你进入到一个情境中,感到焦虑,然后离开。这样的经历只会告诉你——当你身处该情境时,你就会感到恐惧;而只要你离开该情境,你就会感到轻松)。	暴露疗法具有延续性(比方说,在暴露训练中,你可以一直身处该情境直到你的焦虑有所消减或是直到你发现你所担心的后果并没有发生。这样会使你认识到你是可以面对该情境的,什么坏事都不会发生,而且你的焦虑最终会消失)。
这些"暴露"并不频繁发生(比方说,每当你感到焦虑时,通常情况下你就会选择逃避或离开,所以你并不是经常身处于令你恐惧的情境之中。因此,当你一旦身处这样的情境中时,你所感觉到的焦虑与恐惧总是和第一次一样强烈,一点缓解都没有)。	暴露疗法的频率高(比方说,在暴露训练中,你会一次又一次地练习并将这些练习结合在一起,这样暴露训练的效果就会一点点增加)。
这些"暴露"过程中总会伴随着一些焦虑想法(如"人们肯定觉得我像个傻瓜","如果别人注意到我颤抖的手,肯定会觉得我很没出息")。	暴露疗法包括战胜焦虑想法(比方说,在暴露训练中,你会质疑并重新认识自己以前那些焦虑的思想和无谓的猜测)。
这些"暴露"经历中会出现微妙回避行为(比方说,分散自己的注意力、喝酒、身边带着其他人、坐在某个"安全"的位置等)。	暴露疗法就要避免使用微妙回避策略(比方说,在暴露训练中,你会让自己避免使用微妙回避策略,这样你就能靠自己的力量来面对社交情境)。

摘自 Antony, M. M. and R. P. Swinson. 2000. Phobic Disorder and Panic in Adults: A Guide to Assessment and Treatment. Washington, DC:美国心理协会。获引用许可。

暴露训练过程中遇到的障碍

有时,人们在进行暴露训练时不能坚持到底,这种现象是由很多不同的原因造成的。我们建议,在你开始暴露训练之前,首先设想一下可能会遇到的障碍和困难,然后再想办法克服它们。在训练过程中,总会有这样或那样的原因会使你放弃训练。要克服这些你在训练过程中必定会遇到的种种问题,你需要不断地提醒自己你要继续训练下去的理由,不管你多么没有信心,多么没有时间,当你想到要面对你所焦虑和惧怕的情境时是多么不知所措,你都要坚定自己继续训练下去的决心。下面就列举了人们在进行暴露训练时拖延进度的一些最常见的原因。同时,我们还提供了一些相应的解决办法。

障碍 1:我的暴露训练从来没有详尽细致地设计过,因此我不知道具体该做些什么。

解决办法:在每个星期的开始,全面详细地制订你的暴露训练计划。你应该清楚地知道你具体要做些什么训练,在哪里进行训练,什么时候去训练(包括具体的日期和时间)。

障碍 2:即使我做好了思想准备,但我的计划似乎从来没有真正地实现过。比如说,我计划与一个朋友共进午餐,但每当我给他打电话约他时,他总是没空。

解决办法:一定要提前计划。把事情留到最后一分钟才做,多半这件事成功的可能性会非常渺小。一定要准备一个备用计划。比方说,如果你计划与一个同事共进午餐,一定要确定你有一个可以替换的第二套方案,有时,甚至可以准备第三套方案,只是以防万一你的朋友没空和你共进午餐的话,你还可以做些别的训练。

障碍 3:我总是忘记进行暴露训练。

解决办法:就像你安排一天中的其他事情一样,将你的训练计划安排进你的日程。腾出一段时间专门用来进行暴露训练,并且详细记录在你的日程安排表中,就像安排其他约会那样,这样你就不会忘记了。设置闹铃提醒(比如说,在你的手表或小闹钟上设置闹铃),这样就能提醒你练习时间到了。如果有必要的话,请其他人来提醒你。

障碍 4:一想到要进行暴露疗法训练,我就觉得不知所措。我就是特别恐惧。

解决办法:从比较容易的练习开始。你所选择的训练活动应该是有挑战性的,但绝对不能是不可驾驭的。如果一个特定的训练看起来确实不可能完成的话,那么就从一个看起来可行的相对简单的训练任务开始吧。在进入到你所惧怕的情境之前,先使用第 6 章介绍的认知策略克服一下你的焦虑思想。

障碍 5:我实在是太忙了,连工作的时间都不够用。

解决办法:将小段的时间预留出来,专门用于社交焦虑暴露训练。如果这些时间是专门为暴露训练预留的,你就不会再感到这些练习妨碍了你其他的重要活动了。做这些暴露训练是你为自己而做的。如果你确实想消除社交焦虑,你应该很清楚你是可以省出小段时间来进行暴露训练的。把暴露训练当作一门课程。你也许并不总想去上什么课,但如果那门课程有你真正想学的东西,你总会找出时间去学习的。选择那些你在日常的作息时间中就能完成的训练。比方说,你每天都要吃饭——那么你就可以用与其他人一起进餐来代替一个人吃饭。留出大段的时间(比如说,在繁忙的工作之后放自己一周的假),并利用这整段时间不断地进行训练。

障碍 6:我并不相信暴露训练会减轻我的社交焦虑症。

解决办法:从一个非常小的暴露训练开始,在这个暴露训练中你不会有任何损失,但是这个训练却可以用事实证明亲身去体验社交情境到底是否会减轻你的焦虑与恐惧。相信暴露训练不会奏效的想法也许只是你对于社交情境的一种消极想法,这些消极想法本身并不一定就是对的。检查一下你对于暴露训练所抱有的想法的真实性。比如说,你明白为什么以前在社交情境的"暴露"经历对减轻社交焦虑和恐惧没有效果吗?读过本章之后,你可能就会对如何确保"暴露"在训练过程中发挥作用持有一些新的观念和看法了。

障碍 7:要营造我所惧怕的训练情境是非常困难的。比方说,我想不出任何可以进行公众讲话暴露训练的地方。

解决办法:第 8 章介绍了大量可以进行暴露训练的情境。读一读第 8 章就能给你一些新点子。与你的家人和朋友们商量商量,也许他们能帮你想出点进行暴露训练的主意。

如何实施暴露训练

本节将为你提供一些建议,能使你从暴露训练中获得最好的效果。这些建议包括如何为暴露训练做准备、在设计暴露训练时该注意的问题、在具体的训练过程中该做些什么，以及在训练之后该做些什么。其中一些最重要的建议将在本节最后的列表中加以概括。

为暴露训练做准备

尽可能地提前计划你的暴露训练，这是非常重要的。正如我们前面讨论过的，计划暴露训练包括在每星期的开始就要决定这一周你将做哪些具体的练习，同时还要准备一些备用练习，以备不时之需——万一起初的计划不能实现，就用备用计划来代替。计划包括设定具体的训练时间。还要根据你的短期目标和长期目标来制定你的训练计划。比方说，如果你的长期目标是能够在众多的同事面前讲话，那么在你的训练计划中，在少量人面前讲话的训练就是一个非常重要的练习步骤。

在你开始任何具体的训练之前，我们建议你详尽地预测一下在训练过程中可能会发生的状况。一旦发现自己存在引发焦虑的想法和预测时，使用第6章介绍的认知策略来克服它们。在你真正进入训练情境之前，战胜你的焦虑想法能帮助你更好地战胜恐惧和不适。

可预测性和可控制性的重要性

正如我们前面讨论的那样，如果暴露训练中的情境是可预测和控制的话，那么暴露训练就会收到更好的效果。因此，在你刚开始进行暴露训练时，最好选择那些你非常确定会发生什么的训练情境。然而事实上，也确实存在一些本身就不可预测的情境。比方说，如果你决定约会某人，那么要提前知道那个人会作何反应是不可能的。在这种情况下，你就可以通过提前将可能会发生的所有情况都加以考虑，使这种不可预测的情境从某种程度上变得可以预测。像刚才那种情况，你约的那个人就可能会做出如下反应：他可能会接受你的邀请、拒绝你的邀请或是没有明确回应你的邀请（例如，他可能不回你的电话，或者以“我也拿不准，我会再找你的”这样的借口来回应你）。你约的人可能会很热情，也可能会很冷漠或者完全没兴趣。因此，尽可能全面详细地预测可能发生的状况（以及你该如何回应这些状况），无论你再遇到什么样的情况，你都不会感到多么意外了。

暴露训练的持续时间

如果你能够在你所惧怕的情境中呆上足够长的时间，直到你认识到你所惧怕的状况并没有发生,这样暴露训练就能收到更好的效果。我们建议你在你所惧怕的情境中待的时间越长越好。比方说,如果你是在参加一个派对,那么就尽量在那儿呆上至少几个小时。如果你在做一个演讲并且可以延长其时间,那么尽量利用这个机会多说一会吧。你最好一直呆在训练情境中,直到你的焦虑缓解到了轻度或中度的水平。然而,即使你的焦虑在某一次特定的训练中并没有得到减轻,只要你没有太快离开该训练情境,这种在训练情境下的"暴露"对你也是有帮助的。

如果你正在训练的情境本来就历时短暂(比如说,向陌生人询问时间或者问路),你就可以通过一遍遍地重复这种训练来延长你在焦虑情境中的暴露时间。比方说,当你穿过购物中心询问美食广场的位置时,与其只询问一个人,还不如向20~30个不同的人询问同样的问题——"请问,美食广场在哪儿?"将这个暴露训练的练习时间延长到一小时或更长时间。练习时间越长,你的恐惧就越有可能得到减轻和缓解。

暴露频率

暴露训练的练习频率越高,收到的效果就越好。比如说,一周进行一次演讲训练就比一个月进行一次的训练更有成效。如果训练的次数一样,每天一次的演讲训练就比一周一次的训练更能有效地减轻你的恐惧。换句话说,连着五天进行演讲训练要比每周进行一次、连续五周做的演讲训练更能减轻你的恐惧。因此,试着将你的暴露训练安排得越频繁越好。我们建议你尽量每天安排至少一小时时间来进行暴露训练。一旦你的恐惧开始大幅度减轻,你就可以逐渐将你的训练分散到几周一次甚至是几个月一次,当然这完全取决于你的实际训练情况以及训练情境在你的日常生活中出现的频率。定期的练习可以帮助你巩固在减轻恐惧方面取得的成效和进步。

在各种不同的情境中进行暴露训练

从某种程度来说,如果你在某一特定的社交和表现情境中成功地减轻了你的恐惧,那么你在这一特定情境中取得的成功也会蔓延到其他社交情境,并使你在这些社交情境中感到更加自在和轻松。这个过程被称为"普遍化",而且研究表明,"普遍化"经常会作为暴露训练的结果而出现。比方说,如果你学会在课堂上轻松地发问,那么这一成功经历的一部分便可能"传播"或者"普及"到其他情境中——使你在工作会议上也能更加轻松自如地发言。然而,

“普遍化”并不能使成功蔓延到你所惧怕的每一种情境。因此，要使暴露训练收到最佳效果，最好的方法就是在各种各样不同的场合、地点和情境下进行暴露训练。比方说，如果你想更加轻松自如地与人交谈，我们建议你可以与同事、家人，甚至是电梯里、派对上的陌生人等进行训练。

选择那些具有挑战性但并不是无法完成的暴露训练

当你试着做一个特定的训练时，一旦对训练情境感到焦虑和不安，你便很有可能会感到灰心丧气。完全没有必要为此而感到灰心气馁。事实上，在暴露训练过程中，感到一定程度的不适对你是有帮助的。这正是你要进行暴露训练的首要原因。随着时间的推移和练习的增多，你会开始感到你不再像以前那样焦虑了。一个真正成功的暴露训练就是当你已经完成了该训练，却全然不会注意你的焦虑程度，这时你就真的克服了社交焦虑。

另一方面，没必要去选择那些难度极大、让你惊恐万分或是你完全无法面对的训练情境。如果一个训练情境难度太大的话，那么我们建议你去尝试一些简单点的训练。但无论如何，一定要尝试着去做点什么！

选择风险最小的暴露训练

选择那些除了一定程度的焦虑以外不会对你产生什么不良后果和负面影响的训练。比方说，当你被别人当成笑柄或是成为别人关注的焦点时，你希望自己能在这样的情境下更自在点的话，就有很多种安全、毫无风险的训练供你一试（比如说，你可以反穿着 T 恤衫到处走走，你还可以在排到付款队伍最前面的时候告诉收银员你忘了带钱包）。但是没必要制造不必要的麻烦，像告诉你的老板他是多么古怪的一个老头或是在你最好朋友的婚礼上大声讲黄色笑话。如果你并不确定某个训练在现实生活中会产生什么样的后果的话，询问一下你信赖的、有判断力的人（朋友或家人）。

衡量你的进步

用第 3 章介绍的表格和方法来时不时地评估一下你的焦虑度会是很有帮助的。定期地评估你所取得的进步不仅能提醒你已经做了多少练习，而且还能告诉你什么时候该进行下一个新的训练了。

找一个帮手或教练

在进行暴露训练时，考虑一下让一位朋友、同事或是治疗师来做你的教练。这个人可以帮助你进行角色扮演训练（像模拟工作面试、与人闲谈），还可以在训练之后给你提供反馈意见。如果你在某些暴露训练中需要一个帮手的话，那么这个人应该熟悉暴露训练的基本原理。你要么告诉他，作为你的帮手或是教练，该做些什么；要么让他读一读这本书的相关章节。事实上，让这个人既扮演你的帮手又做你的教练，这样效果最好。另外，你选择一起合作的伙伴应该是支持你做暴露训练的人，并且当训练不像计划的那样顺利进行时，他也不会灰心沮丧、轻言放弃。

让你的期望现实一点

不要期望你的焦虑会一夜之间消失。要知道，可能要花上几个星期或是几个月的时间，情况才会有所改善。而且，你的进步也不可能像图表上的直线那样呈直线上升。你可能会发现，在某些情境中你的焦虑减轻得相当快，而在其他情境中则要花上更长的时间才能使焦虑有所缓解。你可能还会发现某些暴露训练不会对你的恐惧产生任何效果。你甚至还会发现，有那么几个星期，你的恐惧和焦虑变得更加严重了。凭经验，遇到这种情况时，一个很好的解决办法就是让你的暴露训练每向前推进 2 ~3 个阶段后就向后倒退一个阶段。

不要与你的感觉抗争

这些年来，你可能一直试着去控制你的焦虑，阻止它发生，想尽快摆脱它——不管付出多大代价。但是直到现在，你可能才发现试图去控制你的感觉并没有什么效果。事实上，试图控制你的焦虑非但不会使情况好转，反而会使情况变得更糟。与你的恐惧作战就如同你在某个特定的时间躺在床上极力强迫自己入睡，并且告诉自己“我一定要睡着”一样。通常情况下，你越是想睡着，你就越是睡不着。事实上，对于那些有睡眠问题的人来说，试着让自己醒着反倒是一种很有效的方法。一旦他们不再挣扎着想睡觉，常常很快就会入睡。

当你能够任由自己的焦虑发生而不去与之对抗，你最终会在社交和表现情境中感到轻松自在很多。这听起来有点矛盾，但事实就是如此。与其与你的感觉对抗，不如顺其自然。与其去评判你的经历（如“在其他人面前出汗是不可接受的”),不如接受它们。在进行暴露训练时,你可以去观察你的反应和体验,但不要去评价它们。如果你不再极力想摆脱你的恐惧,它可能会消失得更快些。你只要记住,最糟糕的结果也就是你会感觉到暂时的不自在。而感到焦虑并不危险,因为焦虑最终是会消失的。

正如第4章介绍的那样,最近研究出的各类认知行为疗法都强调:真正重要的是接受一个人的经历,而不是试图去改变它们。这些疗法包括“正念冥想”以及一种叫作“接受与实现疗法”的心理治疗。已经证明,这些疗法能有效治疗某些类型的焦虑问题,而且可以阻止那些才从抑郁症中康复的人们旧病复发(Eifert and Forsyth,2005;Orsillo and Roemer,2005;Williams et al.,2007)。学会接受那些不适的感觉而不与之抗争,会帮助你在你惧怕的情境中最终战胜焦虑,感觉更轻松自如。

消除微妙回避行为

正如本章前面讨论的那样,即使采取微妙回避行为会使你在社交和表现情境中感到更加安全,但停止这些微妙回避行为对于社交焦虑治疗却是非常重要的。比方说,如果你总是试图坐在自己的手上使别人注意不到你颤抖的手,那么就试着将你的手展露在大家面前。如果你和别人交谈时总是回避谈到自己,那么就试着有意识地谈谈你的兴趣爱好以及你对某些事物的观点和看法。比方说,谈谈你最近读的一本书或是看过的一部电影,与其他人分享一下你的心得。如果那是一本畅销书或是名噪一时的作品,倘若你喜欢的话,试着用你对它的热情去感染对方;如果你不喜欢的话,也不要隐藏你的看法。大胆地把自己的想法表达出来,有机会的话让自己加入一场激情澎湃的争论也是不错的办法。

消除像过度准备演讲稿、在派对上借酒壮胆,以及用浓妆来掩饰脸红等安全行为,消除这些行为能帮助你认识到,即使不使用这些回避策略和安全行为,社交情境仍然是可以成功驾驭和掌控的。

结束一个训练再进行下一个训练

在你的恐惧减轻到轻度或者中度水平之前(如果以0~100为恐惧程度的划分标准的话,那么你的恐惧度至少要减轻至20~40),暴露训练最好不要终止。有时这需要几分钟时间,有时这可能花上几个小时。如果可能的话,尽量呆在训练情境中,直到你的焦虑和恐惧有所缓解。然而,即使在某一次训练中你的恐惧并没有减轻,以长远的眼光来看,你仍然可以从这样的训练中受益。

在现实生活中,暴露训练结束的时间也许并不总是在你的掌控之下。比方说,如果你正在利用中午的半小时来进行与同事共进午餐的训练,那么你就没有任何选择的余地把午餐时间延长到两小时,以使你有足够的暴露时间来缓解你的恐惧。如果在你的恐惧有所减轻之前,训练情境就结束了的话,那么试着尽快再重复一次这样的情境训练。不断地重复训练,直到你能轻松应对该训练情境为止。这时,你就可以进入到下一阶段的训练了。

用做记录和记日记的方法来全程记录你的暴露训练

要想使暴露训练发挥最大的作用,我们建议你使用记日记的方法和第 8、9 章提供的表格来监督和记录你的训练进程。

对暴露训练的结果加以总结

通常情况下,经过暴露训练,你会感觉效果不错。尽管你可能会很累,但你会为完成了暴露训练而感到欣慰并为自己取得的成绩而感到骄傲和自豪。尽管如此,有些人还是会将他们在暴露训练中所做的每一件事都加以分析,还会对自己在训练中的表现严加批评(比方说,"别人肯定注意到了我的焦虑"或是"我就像个笨拙的白痴")。如果你倾向于将暴露训练过程中发生的每一件事都想一遍的话,那么我们建议你尽量用一种积极的眼光来看待你在暴露训练中的表现。

要记住你进行暴露训练的最主要目的就是使你自己能够最终在社交和表现情境中不再感到恐惧与焦虑,变得更加轻松自在。然而眼下,在暴露训练中你所能预料的就只有不自在了。要预料到,你的表现不会尽善尽美(事实上,你最终要达到的目标也不是完美的)。不要总是纠缠于什么发生了和什么没发生,试着用第 6 章介绍的认知技巧来克服你的这些消极思想。并且试着从你的训练经验中找出一些积极的东西。即使事情并没有像你希望的那样发展,你仍然能够利用这些经验来计划以后的训练,并利用从中得到的教训对下次训练加以改善。

对有意帮助交际障碍患者的家人、朋友的忠告

如果你读这本书是为了帮助你所爱的人,那么以下这些建议请铭记于心。

首先，你所爱的人必须是自愿接受这种社交焦虑治疗。要知道，如果一个人不是发自内心想要做些必要的改变，任何治疗都无法强加于他的头上。而且，你应该避免使用欺骗、强迫、贿赂或者是威胁等手段来使一个人进行暴露训练。要想使暴露训练治疗收到最好的效果，由当事人自己决定进行暴露训练治疗是非常重要的。

你要十分清楚，你在暴露训练疗法中扮演的角色就是为接受治疗的人献计献策，帮他想出可行的暴露训练，为他提供支持，加入他的角色扮演暴露训练（例如一个模拟面试），而且如果他要求的话，陪他一同参加现实中的暴露训练。比方说，如果你爱的人害怕参加派对，那么他也许会要求你陪他一同参加。如果你爱的人害怕一个人在餐厅吃饭，那么她可能会要求你陪她一起在餐厅用餐。在进行任何暴露训练之前，与你所爱的人讨论一下他或她到底希望你在训练情境中扮演什么角色，该做些什么（例如，是给他提供反馈意见还是陪他一同出席，是找出引起他焦虑和恐惧的思想还是其他什么，等等）。

暴露训练指导原则简介

本章为你介绍了大量能使你的暴露训练取得最佳效果的指导方针和原则。下面就是对其中一些最重要的内容的简单概括。

- 提前计划你的暴露训练，预留出专门的训练时间。
- 暴露训练应该具有可预测性，并在你的掌控之下（尤其是在暴露训练治疗的初始阶段）。
- 暴露训练应该频繁进行（几乎每天都要训练），尤其是在训练的初始阶段。
- 暴露训练时间历时要长。尽量一直呆在训练情境中直到你的恐惧有所减缓。
- 在进入训练情境之前，使用认知策略来克服你的焦虑思想。
- 在训练过程中，也要使用认知策略来克服你的焦虑思想。
- 在结束暴露练习、离开训练情境后，还要用认知策略来继续克服你的焦虑思想。
- 在训练情境中不要与你的焦虑感觉对抗，让它顺其自然。
- 消除像分散注意力、使用酒精，以及过度保护行为等微妙回避策略。
- 在大量不同的情境中训练。

- 选择那些实际风险最小的暴露训练,尤其在训练的初始阶段。
- 选择那些有挑战性但并不是不可能完成的暴露训练。
- 完整记录每一次暴露训练(参看第8章和第9章)。

疑难解答

问题:在我的暴露训练过程中,我的恐惧并没有得到缓解。

解决办法:从某种程度上看,这种现象很正常。尽管在某一特定的暴露训练中,焦虑和恐惧通常会减轻,但是大部分人都会有这样的经历——在某些暴露训练情境中,他们的焦虑有时并不会减轻。以下就是解决这一情况的一些建议。

确保自己在暴露训练情境中呆上足够长的时间。有时一个人的恐惧要花上几个小时的时间才会有所缓解。

确保你没有使用微妙回避策略。暴露训练的惯常模式就是恐惧首先增加,然后再逐渐减轻。使用像分散注意力这样的微妙回避策略可能会使你的恐惧度在暴露训练过程中不断地上下起浮,因为大部分人都不太擅长长时间地分散自己的注意力。

消极思维有时会影响暴露训练的效果。如果在某个暴露训练情境中你的恐惧没有减轻,那么用第6章介绍的认知技巧来挑战一下你的焦虑思想。

如果以上所有这些方法都不奏效,那么就继续练习下去。有时,需要多次的重复练习,一个人的恐惧才开始有所减缓。

问题:在上一次暴露训练中消减的恐惧会在下一次训练中再度出现。

解决办法:对于大部分人来说,这种现象也是十分常见的。随着训练次数的增多,你的恐惧在训练过程中减缓的速度会越来越快,而且恐惧再度出现时的强烈度也会比原来要缓和得多。阻止你的恐惧反弹的方法就是增加你的训练频率,尤其是在接受暴露训练的初始阶段。

问题:我焦虑时的生理反应(像结巴、颤抖、流汗)非常明显。

解决办法:记住,不管你自己是如何看待这些生理反应的,大多数情况下,这些生理反应在其他人看来远没有你自己看来这么明显。而且,随着焦虑的逐渐减轻,这些生理反应的强度也会随之减轻。如果你担心别人注意到你的这些生理反应,那么用第6章介绍的认识技巧来克服你的这些焦虑想法。记住,这世上有太多的人都会脸红、发抖或是一下子脑筋短路,也有太多人就像你一样无法对别人如何看待自己置若罔闻。问题的关键并不在于这些生理反应的出现，而是在于你对自己出现这些生理反应所产生的后果所抱有的焦虑思想。

问题：我就是不擅长________（与人闲谈，在公众面前讲话，等等）。

解决办法：事实上，你的社交能力通常比你想象的要好得多。正如前面几章讨论的那样，那些有社交焦虑的人总是过度苛求他们的社交和表现能力。尽管如此，还是有方法能提高一个人这方面的能力的。其实，仅仅将自己暴露在社交情境之中就能提高你的社交能力。比方说，与人闲谈就能帮你了解在随意的交谈中谈论哪些话题比较合适，而哪些话题又不太合适。另外，我们建议你读一下第 10 章，那里介绍了很多提高社交和沟通能力的具体策略。

问题：我实在是太害怕了，以致不能从暴露训练中有所收获。

解决办法：理想地看，如果以 100 为恐惧度最高点的话，你应该选择那些会使你的恐惧度达到 70 ~ 80 之间的暴露训练，即便你可以承受恐惧度更高的训练。一种能够随时监测你的恐惧度的方法就是在你进入暴露训练情境之前，运用第 6 章介绍的认知策略来克服你的焦虑思想。然而，有些时候，即便是提前使用这些认知策略也不能阻止你的恐惧度的升高。

如果你发现你的恐惧已经到了失控的程度，那么有三个选择摆在你面前。第一，你可以试着再坚持一段时间来看看你的恐惧是否会有所减轻。或者，你可以考虑休息一会，然后再试着重新做一次相同的练习。最后，你可以试着降低练习的难度。通常情况下，以上这些方法中的任何一种都是可行的。记住，最重要的一点就是千万不要完全放弃。

问题：我所惧怕的情境持续时间都很简短，因此总是没有足够的时间来使我的恐惧得到缓解。

解决办法：这个问题在本章前面的部分已经讨论过了，但是仍然值得再强调一遍。理想地看，如果一个暴露训练的持续时间很短暂，那么，如果可能的话，你应该试着想办法延长练习时间。比方说，如果你害怕站在超市付款队伍的最前面和收银员交谈的话，那么你就可以试着每次只买一点东西，一次次地排队来重复和收银员交谈的练习，这样重复训练 1 ~ 2 个小时。与一次性将所有商品的钱付清相比，这种方法能使你有更多的机会和收银员交谈。

问题：我有过非常糟糕的暴露训练经历，产生过很严重的后果（比方说，我的老板批评了我做的报告）。我怎么还敢去尝试暴露训练呢？

解决办法：虽然这样的状况很少发生，但在暴露训练过程中产生某些意想不到的负面影响还是可能的。比方说,你可能在一场面试中突发急性焦虑症,你还可能在做报告时遭到别人的耻笑。如果在暴露训练过程中真的发生了一些非常可怕的事,你的部分恐惧复发也是很正常的事。运用第 6 章介绍的认知技巧来“重新思考”一下这些消极事件的意义。此外,我们建议你把这个暴露训练再做一次。如果有必要的话,你可以退回到你的暴露训练难度等级表中的前一个训练阶段,并在那个不幸的“恶性事件”发生的地方重新来过。

问题:我并没有回避训练情境,但我的恐惧却一直存在。

解决办法:即使在通常状况下,暴露训练会减轻一个人的恐惧,但据统计,即使一个人从未逃避过那些引起他恐惧的社交情境,有时他仍然还是会在这些社交情境中感到非常强烈的恐惧。比方说,一个人平常例行地与其他人一同吃饭,但是他仍然可能会在这种场合中感到焦虑。即使你从没逃避过你所恐惧的社交情境,但一直不断地经历恐惧,那么你就会发现要遇上合适的暴露训练还是不容易的。以下三种策略可供你参考。

首先,如果你惧怕在社交情境中经历那些被激发出来的焦虑症状,你可以尝试一下第 9 章将介绍的内感受式的暴露训练。第二,检查一下自己是否在进行暴露训练时使用了微妙回避策略、过度保护行为、酒精或药品使用或是其他会降低暴露训练效果的策略。如果你使用了这些策略,那么尽量终止这些行为。最后,特别要注意识别并克服你的焦虑思想以及焦虑预测,这些思想只会强化你的恐惧(见第 6 章)。

8. 暴露于真实社交情境之中

第 7 章我们概述了以暴露训练为基础的疗法应遵循的基本原则。本章我们将进一步介绍如何使用这些策略来面对使你焦虑和不自在的社交和表现情境。在读本章内容之前，首先你应该对第 7 章的内容非常熟悉。正如前面提到的那样，我们建议你在进行暴露训练之前、进行当中以及训练之后都要运用第 6 章介绍的认知策略来对抗你的焦虑思想。在暴露训练过程中，你应该避免使用像分散注意力、药品和酒精使用以及安全行为等微妙回避策略(例如在灯光昏暗的餐厅吃饭，这样人们就不会发现你在吃饭时会脸红了)。最后，要记住，要想使一个暴露训练收到最好的效果，该暴露训练就需要具备以下这些特点：

- 高频率(如果可能的话，最好每天都进行训练)。
- 历时要长(直到你的焦虑有所减缓)。
- 可预测、可控制。
- 提前安排和计划。
- 在各种各样不同的情境中进行训练。

情境暴露训练

本节将为你提供一些关于如何在各种不同类型的社交和表现情境中进行暴露训练的建议，这些训练情境包括公众讲话、与人闲聊、交友和约会、与他人发生冲突、成为众人关注的焦点、在公共场合吃饭喝东西、在他人面前写字、工作面试、在公共场合中自处，以及与权威人士谈话。除了我们为你提供的建议，本章每一节的末尾还会为你留出一定的空间，以便你能记录下与你自己的社交和表现焦虑相关的一些暴露训练所产生的新想法和新建议。

首先，本节所介绍的各项训练中，有很多看起来都困难十足、难以完成。然而，就像第 7 章介绍的那样，你应该从那些具有挑战性但仍然是可以实施和操作的训练开始。随着时间的推移和训练次数的增多，你会更加从容自如地应对训练情境，而且有能力去尝试一些更加困难的训练。此外，这些训练中的某些练习可能对你来说非常简单。如果你能从容应对其中某个社交和表现情境的话，那么你就没有必要再进行这种情境的暴露训练了。而是将你的注意力集中在那些会使你产生焦虑的情境上。

进行公众讲话训练

要克服在他人面前说话的恐惧，充分利用你工作和日常生活中的活动来进行训练是十分有帮助的。如果你的生活中出现在公众面前讲话的机会很少，还有很多途径是可以自己创造这样的训练情境。包括：

- 在工作会议中讲话。比方说，谈谈你对于正在讨论的问题的看法和观点。你可以发问，也可以回答。如果有机会做个小发言的话，要好好地抓住这个机会练习。
- 在工作中或者其他场合中勇于发言。比方说，如果你参加了一个读书会或是阅读小组的话，那么就勇敢地站出来谈谈你对正在阅读的书籍的看法或做个小的总结。如果你有什么特别的小窍门，可以用演讲的方式与你的同事、同僚或朋友分享。
- 参加公共讲座并发问。报纸、网络、广播或者电视（像当地的有线电视频道）经常会有公共讲座的宣传广告。当然你还可以在社区公告栏、图书馆、超市、当地的大学以及其他公共场所的海报上获得相关信息。
- 在学院、大学或者是任何提供成人教育课程的学校学习。尽量选择那些在课堂上有机会做口头陈述的课程。如果在课程学习过程中并没有这样的机会，那么就在每一堂课上多提几个问题。如果你不能报名参加某个课程的话，另外一个选择就是到当地的大学里去旁听。大学教授有时是允许没有注册的校外人员到课堂来旁听的。而且大学中几乎都是大班上课，几百个学生在一个课堂上，因此课堂上多出一两个人是没有人会注意到的。到大学课堂去旁听不仅可以节省你的注册费用，而且同样可以为你提供一个在公共场合中提问的机会。
- 在婚礼、派对、聚餐或其他社交聚会上做个即兴演讲或致祝酒辞。如果你应邀参加一个派对或是打算举办一个自己的派对的话，那么就在其他客人面前做一个小的演讲吧。
- 参加公众演讲课程的学习。现在有许多提供公众演讲课程的机构（尤其是针对商务人士)。参加这些课程的费用有时会很昂贵,但却可以为你提供更多更好的训练方法(也许你的单位可以帮你支付这些课程的费用)。你可以利用网络或是通过查询黄页来获取这些课程的相关信息。你还有很多其他的选择,比方说,你可以选择卡耐基训练中心(Dale Carnegie Training)的课程(登录 www. dalecarnegie. com)和领导者学院的(The Leader's Institute)课程(登录 www. leader's institute. com)。

• 加入国际演讲协会(Toastmasters International)。该机构是专门为那些对如何能更有效地在他人面前讲话感兴趣的个人举办会议的组织。他们在全世界 90 个国家中设有超过 11 000 所专业俱乐部。该俱乐部的特点就是,约 20 名会员组成的小组每周见面 1 ~ 2 个小时来进行相应的训练。该俱乐部的年度会员费并不昂贵。想了解更多信息,请登录 www. toastmasters. org。

• 参加话剧社或音乐团体。参加戏剧社、话剧社或音乐团体能给你提供在其他人面前表演的机会。在当地的高中或大学、专业的剧团或音乐学校、基督教青年会或是其他的机构都能找到这样的社团和组织。

• 在当地的小学、高中或大学以你的工作为题进行演讲。有时,学校会为学生举行家长"生涯日"——家长会给学生们介绍他们的工作,而学生们就能利用这个机会了解某一特定职业的相关知识。另外,教师们有时还会邀请一些客人到他们的课堂上为学生讲授和介绍某些职业的概况和特征。给当地学校的负责人打电话看看你附近的学校是否有这样的机会。或者,如果你的孩子在上学的话,你也许能给你孩子班上的学生们讲讲你工作的情况和特点。

• 在其他人面前读一段话。对于某些人来说,在家人面前读一段报纸上的文章或是一本书上的某个段落都会使他感到焦虑和紧张。而对于其他人来说,则可以尝试一些更有挑战性的事情,比如说,为即将在你单位做演讲的嘉宾读一段介绍辞。

你还能想出一些针对公众演讲切实可行的其他练习吗?如果你能,那么请将它们记录在下面的空白处。

其他练习:

____

____

____

练习与人闲聊、随意交谈以及进行非正式的社交活动

随意交谈以及与人闲聊可以随处发生。以下为你列出了一些情境，在这些情境中，你可以有机会训练自己这方面的能力。除了每周安排几次规模大点的训练外，你还应该尽量每天都做几个小练习。

- 请朋友到家里来聚一聚。比方说，邀请几个同事到家里来共进晚餐或是看场电影或是体育赛事。或者为某个朋友或是家人举办一场生日聚会。在这期间，一定要保证你与客人们之间有所交流。不要找各种借口来回避他们（例如，以忙于提供食物和饮料、要打扫或是洗盘子等借口为由来回避与他人交谈）。

- 在电梯上、排队、等公共汽车时或在其他公共场所，试着与陌生人讲话。重复的训练会使闲谈变得更加容易。历时越长的暴露训练效果越好，因此试着在1～2小时的时间内与很多不同的人进行交谈，以便能使训练达到最好的效果。在适当的时候微笑、问好或是开玩笑都是可行的。虽然你应该提前做好心理准备，因为有些人可能会做出负面的反应（因为其他人可能和你一样也很害羞或者对闲谈不感兴趣），但大多数人都会给予你积极的回应。

- 问路或询问时间。在购物中心或商场里，向陌生人询问时间，或者问他到某个地方该怎么走。就像我们前面提到的，历时越长的暴露训练效果越好，所以试着重复这个训练1～2小时，直到你的焦虑有所减缓。

- 与同事或同学聊天。尽量早点到学校或单位，这样你就有机会与其他人聊天了。在休息的时候，主动与你的同事或同学打招呼。问他们一些简单的问题，像“你周末过得还好吗”，这样的方式通常是一段交谈很好的开始。

- 与那些正在遛狗的人聊聊。养狗的人通常都喜欢谈论他们的宠物。如果你也养了一只狗，那么尽量到其他人遛狗的地方遛你的狗。赞美一下别人的狗或者问点关于它们的问题（像“这狗真不错”或是“这是什么品种的狗啊”等）。如果你返回时经常走同一条路线，你很可能会一次次地遇到相同的人。你甚至还可能因此而结识一些新朋友。

- 与商店里的收银员或是其他工作人员交谈。比方说，你可以与他们聊聊天气，向他们征求一些建议或是询问一些商品的信息（像“这件衬衣与这些裤子搭吗”），或是专门订一本书或是一张CD。

- 赞美他人或是接受别人的赞美。赞美别人。比方说，告诉你的同事你喜欢她的毛衣或是她的新发型，告诉一位艺术家你喜欢他的作品，或者对服务

员赞美你吃的食物。如果你对别人的赞美感到不自在的话，那么当别人赞美你时，你只要说“谢谢”就好了。千万不要找尽各种理由来证明自己不值得别人的赞美。

• 表达会引起争议的观点。如果你对某个问题持有异议，将它表达出来，尤其是在那些不太会引起什么负面影响或不良后果的情境中。比方说，如果你不喜欢一部电影，而别人却对其非常痴迷并且极力夸奖，你就可以让他们知道你并不喜欢这部电影，并且指出你为什么不喜欢。如果你不赞同别人的政治观点，那么表达一下你对该问题的看法。但在你阐述和表达自己的观点时，尽量不要指责对方或是否定对方的观点。不同的观点应该以一种友好和相互支持的方式表达出来，而且你应该努力去理解对方的观点并与之交流。

• 加入一场正在进行的对话。在有些情况下，即便别人正在交谈，你中途加入也是一件非常自然的事。比方说，在派对上，人们总是走来走去，一会和这个聊一会，一会和那个谈两句。因此，如果一群人正在谈论你感兴趣的话题，试着去加入他们，和他们聊聊。

• 与其他孩子的家长聊聊。正像养宠物的人喜欢与其他养宠物的人聊天一样，家长们通常也喜欢聊聊他们自己的孩子。如果你有小孩，那么就加入那些使你有机会与其他家长交流的场合。比方说，参加孩子学校组织的“家长之夜”或是给孩子报一个培训班（像游泳班、曲棍球班、手工艺劳技班、音乐班等）。利用这些机会与其他家长交谈。

• 与三两好友喝咖啡小聚。下班或下课后，约上几个同事或朋友去喝杯咖啡、喝点啤酒或者喝下午茶。你还可以邀请其他人与你共进午餐。

你还能想出一些针对与人闲聊、随意交谈以及进行非正式的社交活动切实可行的其他练习吗？如果你能，那么请将它们记录在下面的空白处。

其他练习：

____

____

____

练习结交新朋友和与人约会

前面一节所列举的针对练习与人闲聊、随意交谈的情境也提供了结识新朋友的机会。同样，本节所列举的一些情境也会为与人交谈提供训练机会。人与人之间的友谊与关系几乎都始于一次偶然的闲聊，因此这些章节的内容有所重合就不足为奇了。而且,要建立友谊总是需要你与那些你才认识的人不断地打交道才行。也就是说,两个人在成为朋友之前肯定要先熟识、彼此了解一段时间。以下为你提供了一些训练的具体事例,你可以通过这些训练来结识新人、建立新的友谊、发展新的生意伙伴或是为约会创造机会。要记住,你做这些暴露训练的主要目的是消除你的焦虑与恐惧,使你自己在这些情境中感到更加从容和自在。因此,对于现在的你来说,发展新的关系应该是其次的。因此,在做这些训练的过程中,将你的注意力专注于减轻你自身恐惧的过程上,而不是你是否交到了新朋友或是发展了新的关系。

• 参加社交活动。比方说,参加公司的年度假日聚会、同学聚会、社区舞会、本地美术馆开幕仪式或是签书会。这样的场合通常都会有很多人参加,这就能使你有机会结识很多人,同时也可以与他们进行交往或是闲聊。但切记,一定要在这些场合中冒些社交风险,换句话说,就是不能只是参加这些场合,更重要的是一定要做些社交活动(像与人交谈等)。

• 与你的邻居们聊天。在你家附近散步并且向你的邻居们问好——尤其是那些你还没有机会认识的邻居们。如果你家隔壁来了新的邻居,那么考虑一下将他或她邀请到你家喝杯茶或是吃点点心。同时也邀请一些其他的邻居。

• 加入一个俱乐部、学习一门课程或是加入一个组织。比方说,加入一个保龄球俱乐部、健身操训练班、排球俱乐部、兵戈游戏小组、自助小组、教会组织、艺术班或是其他组织。组织成员最好应该经常见面(如每周一次),这样你就可以从中获益良多。

• 通过你的朋友和同事结识新朋友。通过你的朋友、同事或是其他你认识的人,利用各种机会来结识新朋友。

• 邀请你认识的人参加社交活动。比方说,邀请几个同事或熟人共进午餐或晚餐、一起去看电影或是一起去听音乐会。也可以邀请几个同事或熟人外出旅行、周末去滑雪或是共赴商务旅行。

• 到网络的虚拟社群中或是通过交友服务结识新朋友。考虑加入一个网络虚拟社群,像 Facebook(www. facebook. com)或是 MySpace(www. myspace. com)。加入在线聊天室。通过在线交友服务结识新人(例如,你可以进入 www. match. com 进行交友)。但有两点你需要注意:第一,即便网络可以成为一种非常有效的交友工具,但有一点非常重要,那就是你不能仅仅依靠网络来交友,更不能用网络上的虚拟关系来代替现实中人与人真实的关系。而是要把网络交友当作一种交友的手段，最后你还是要在现实中与这些朋友交往。第二，如果你是第一次与网友见面，那么你要适当地警惕一些。比方说，第一次见面的地点最好选在公共场所。在你们彼此非常了解对方之前，不要将你的家庭住址告诉对方。

- 通过个人广告或是交友服务安排约会。除了通过网络来结识新朋友，你还可以利用专业的交友服务或是通过在当地的报纸上张贴个人征友广告来寻找交友机会。

你还能想出一些结识新朋友、约会或是其他相关情境的可行的练习吗？如果你能，那么请将它们记录在下面的空白处。

其他练习：

____

____

____

练习与他人产生冲突

与他人产生冲突的训练需要格外小心谨慎地筹划才行。与我们本章介绍的其他训练不同，与他人产生冲突的训练很可能会使别人对你的行为感到愤怒和不耐烦。选择那些风险和后果较小的练习——如果你自己不确定会有什么样的风险或产生什么样的后果的话，那么向你的朋友或家人咨询一下，看看他们有什么意见。你可能还想运用第10章介绍的坦言交流来为这种类型的交际活动做准备。但有一点需要切记，你要用你的自信与果断而不是用对抗与挑衅的方式来解决那些具有潜在冲突的情境，因为后者极有可能会使对方的愤怒升级。

故意去做一些为难别人的事可能看起来有些粗鄙。但从另一方面看，随着你继续深入地阅读本节内容，你会发现这些训练中的大部分练习只会给他人造成很微小的不便，而且其中很多都是人们在日常生活中不可避免会遇到的。要知道，你从这些训练中得到的收获要比你给他人造成的任何不便都来得更有价值。

以下列举了一些此类暴露训练的具体事例，他们可以帮助你更好地适应各类冲突情境。

- 要求他人改变他们的行为。比方说，要求你的室友把他或她的盘子洗干净，而不是将脏盘子随处乱扔。或者，要求别人不要在电影院里聊天。

• 当交通指示灯变绿后，让你的车继续多停几秒。假装你正在调节车内的广播电台频道或是你没注意到交通指示灯已经变绿了。这样你后面的司机最终会恼羞成怒并且对你按喇叭。这时，你才开车前行。

• 当你不想做某件事时，大胆地说“不”。如果某个人要你去做你不愿做的事（比方说，叫你去捐钱，而数目是你无法承担的，从电话推销员那里买东西，做你不该承担的工作等），坚定地对他说“不”（即使是很礼貌地表达）。这里我们将再次建议你阅读第 10 章关于进行坦言交流的一些注意事项。

• 到商店退货。将你买的一本书、一件衣服或者一些其他的商品退回商店。大多数情况下，店员会欣然地将你退回的商品收回。然而，有时你可能会遭到拒绝，这就给你提供了机会来学会适应这种冲突情境。如果你想真正地考验一下自己，试着不出示收据、拆掉商品包装或是超过了退货期限才去退货。这样，商店多数情况下是不会给你退货的，你就可以抓住这个机会练习如何处理这种可能产生冲突的情境。

• 在餐馆将食物退回。叫服务员把你的食物拿回去（比方说，叫服务员更换色拉酱，把你的汤热一热，将你的食物再煮熟点，或是给你换杯饮料等）。

• 当身后有人排队的时候，故意在银行取款机前多磨蹭一会。比方说，你可以存几次款，将钱从一个账户转到另一个账户，或是从 2 ~ 3 个不同的账户中取钱。回头与正在你身后等待的人面对面，看看他们是否看起来不耐烦。

• 在商店付款时故意忘记带钱。比方说，当你排到超市付款队伍最前面的时候，告诉收银员你忘记带钱包了。或者在你的购物车上放很多东西，而这些东西明显超出了你今天的预算。这样能帮助你更好地应对当你给收银员和排在你后面的顾客带来不便时的情境。

• 要求一个陌生人停止吸烟。在一个餐厅或是酒吧，甚至是在室外的公共场所，试着叫你身边的人不要抽烟。但一定要谨慎些。比方说，如果对方看起来咄咄逼人、很容易生气或是比你块头大很多的话，就不要尝试这样的练习了。

你还能想出一些会产生适度冲突的其他切实可行的练习吗？如果你能，那么请将它们记录在下面的空白处：

其他练习：

____

____

____

练习成为众人关注的焦点

以下是一些将别人的注意力引到你身上的方法。如果你害怕自己看起来很蠢、害怕在人群中很显眼或者只是单纯地害怕被他人注意，那么就试试下面这些练习：

• 故意说错话。在课堂上故意把问题答错，故意给某人提供一些错误的信息，或是故意读错某个字的音。

• 大声讲话。在公共场所大声讲话（例如，在商场、在公交车上或者在地铁里），这样你身边的人就可以听到你说话的内容了。

• 让你的手机或是寻呼机在公共场所铃声大作。安排某人在你看牙医、在餐厅吃饭或者穿过公共场所时呼你或是打你手机。注意，在做这个训练时还是需要谨慎一些。比方说，不要在学校考场、工作面试或是电影院做这样的训练，除非你想故意引起周围人的反感。

• 故意掉东西。在公共场所将你的钥匙、书或是其他物品故意掉在地上，或者故意把水溅在你的衬衣上。

• 谈论自己。当你与他人交谈时，谈谈你的家庭、你的工作、你的兴趣爱好或是你个人生活的其他方方面面。谈谈你的政治观点、你最近读的书或者你刚看过的电影。

• 参加集体游戏。比方说，你可以与朋友、同事或是家人玩绕口令、猜猜画画、脑筋急转弯、问题抢答、棋盘游戏或是其他一些娱乐游戏。

• 故意将你的衬衣或裙子反穿。故意穿着夸张地在公共场所招摇过市。越夸张越难看越好。比方说，穿左右不一的鞋子，用格子花呢衬衫搭配条纹长裤，将连衣裙或衬衣反穿（如果你的连衣裙或衬衣有垫肩的话，那效果就更好了），或是在大白天就穿上非常正式的晚礼服。通过这样的训练，你就不会再像以前那样如此在意你是否是引人注目了。

• 打翻商店里陈列的货品。比方说，在超市里打翻几卷纸巾或面纸。在做这个训练时，你还是需要好好地判断一下再出手。比方说，不要打翻像玻璃罐装的番茄酱这样的东西，那似乎太过分了。

你还能想出一些成为别人关注的焦点的其他切实可行的练习吗？如果你能，那么请将它们记录在下面的空白处：

其他练习：

练习与其他人一起吃饭、喝饮料

那些害怕在别人面前喝东西的人通常都会担心他们拿着杯子的手是否会发抖，他们是不是把水、酒或是果汁洒出来了。而那些害怕在别人面前吃饭的人则可能害怕把餐桌弄得一团糟，担心用餐的时候举止不雅，或是害怕吃辛辣的食物时会脸红。你应该选择那些可以挑战你的这些特定的焦虑感受的情境来进行训练。比方说，如果你害怕吃那些会把餐桌弄得很脏很乱的食物的话，那么你就应该点一些极有可能会把餐桌弄得很脏很乱的食物。如果你害怕在吃饭时脸红或出汗的话，那么就点些热汤和辛辣的菜——越是害怕越是要这样做，反其道而行之。以下列举了一系列能为你提供在别人面前吃饭和喝东西机会的情境，具体如下：

• 在办公桌旁吃点心。如果你的办公桌设在一个开放的区域，那么在你的办公桌旁吃点点心或小吃。这可能要比与同事一起吃饭容易一点。当你能适应这个训练时，你就可以继续进行以下列出的这些练习了。

• 在派对或聚会上手端饮料。如果在众人面前端杯酒或饮料总是使你感到焦虑惶恐的话，那么下次再参加派对或是社交聚会时，你就恰恰需要这样做。如果你的手开始发抖，尽量不要将它们藏起来。如果酒精能减轻你的恐惧与焦虑，那么你一定要确定在你的恐惧与焦虑自行减轻之前，一定滴酒不沾，不论是白酒、啤酒还是烈性酒。

• 与同事共进午餐。一般情况下，你每天都要吃午餐。如果有机会，与其自己吃，不如和同事们一起吃。如果你是那种喜欢在自己办公桌前或是独自在餐厅里吃饭的人，那么每周至少邀请一位同事与你共进午餐 1 ~ 2 次。

• 与朋友在餐厅共进晚餐。如果在黑暗的餐厅中吃饭才能使你有安全感的话，那么你就应该选择一个灯光明亮的位置来挑战一下自己。因此尽量在餐厅中选择一个使你容易被他人观察到的位置吃饭。

• 邀请别人到家里做客。比方说，你可以邀请两三个朋友或邻居到家里吃晚餐。

• 在别人家里吃饭。如果你总是拒绝到别人家里做客的话，那么下次就接受这样的邀请。当你发现你不能选择用餐环境（例如灯光），不知道其他的客人是谁，不知道会吃哪种食物时，你可能更会拒绝别人这样的邀请，但是千万不要这样做,不要用这些借口当作逃避这种情境的理由。

• 独自在餐馆、美食广场或者其他公共场所用餐。如果在公共场所独自吃饭会使你感到焦虑的话,那么独自在餐厅或是美食广场吃饭则恰恰是适合你的训练。你还可以考虑到其他一些公共场所去吃饭,像坐在公园的长凳上或是在大型购物中心。

你还能想出一些在他人面前吃饭和喝东西的其他切实可行的练习吗?如果你能,那么请将它们记录在下面的空白处:

其他练习:

____

____

____

练习在他人面前写字

通常情况下,那些害怕在其他人面前写字的人总是过于担心他们写字时手会发抖。他们可能还会担心别人会评价他们的书法或是害怕别人注意到他们写出的个人信息。以下列举了一系列能为你提供在他人面前写字的训练情境,具体如下:

• 用支票付款。当你在商店买东西时,不要用现金或是信用卡付款,而是用写支票的付款方式来代替。一定要在收银员面前填写你的支票(不要在去商场前就把支票写好,那是自欺欺人)。如果你担心收银员会注意到你写字时颤抖的手,那么就故意让你的手发抖。事实上,如果想真正挑战你的恐惧,就故意让你的手抖到不得不再重填一张支票。

• 坐在公共场所写信。坐在咖啡店、公共汽车上或是公共场所的长凳上休息时给朋友写信。一定要确定你周围有其他人可以看到你正在写信。

• 在其他人面前填写表格或申请。比方说,你可以在银行填写一张新的信用卡申请或是贷款申请(注意要在银行职员看着的情况下完成),填写录影带商店的会员申请,在计票员面前填写一张竞选选票,或是在你的同事面前签署文件。

你还能想出一些在他人面前写字的其他切实可行的练习吗?如果你能,那么请将它们记录在下面的空白处:

其他练习:

____

____

____

练习工作面试

要想更加轻松自如地应对工作面试,最好的训练方法就是将自己置身于能够提供像真正的工作面试所经历的情境中进行训练。具体方法包括:

• 申请一个志愿者岗位。很多做志愿者的机会(像医院、学校、剧院、慈善组织、社区机构等)都要先从面试开始,而这种面试与真正的有偿工作面试非常相似。如果你申请的是一个无偿的志愿者岗位,你可能就不会感到太大的压力。如果这样,那么练习就可以从这里开始。参加志愿者面试不仅可以让你与你的雇主见面,同时你也可以利用这个机会衡量一下这项工作。申请一项志愿者工作并不意味着一旦你被录用,就必须接受这项工作。倘若你觉得这项工作并不适合你,那么你随时都可以辞去这个工作。如果你申请了几份志愿者工作,那么你就会对整个面试流程了如指掌。

• 与家人或朋友练习面试。与朋友或家人进行面试练习是你克服工作面试焦虑的又一个不错的方法。你需要对你的朋友和家人进行培训,让他们了解即将进行训练的面试的特点和他们在模拟面试中要扮演的角色。随着模拟面试训练的逐步深入,你可能还想尝试一些更具挑战性、难度更大的模拟角色面试训练(比方说,让你的伙伴扮演成一个苛刻异常、很难对付的面试官),这样你就能在现实生活中更加从容地应对比较困难的面试了。

• 申请那些你不是特别感兴趣的工作。学会战胜对工作面试产生恐惧的又一种非常有效的方法就是去面试那些你不是特别感兴趣的工作。在那些你不会有任何损失的面试情境中,你反倒可能学会如何更加轻松有效地在面试中表现。你可以通过练习面试那些你不是特别感兴趣的工作来为你真正感兴趣的工作面试做准备,当你真正感兴趣的工作机会出现时,你就能表现得更加出色了。

• 申请那些你感兴趣的工作。如果你正在找一份新工作,最终你还是会去面试你所感兴趣的工作。你申请的工作越多,你就有机会参加越多的面试。你参加的面试越多,那么你就能得到更多的机会来锻炼你的面试技巧和克服你面试时产生的恐惧。即使在训练开始时,去面试那些你不是特别感兴趣的工作是比较合理的,但是在这之后你还是应该去申请那些你真正感兴趣并愿意接受的工作。

你还能想出一些参加工作面试的其他切实可行的练习吗？如果你能，那么请将它们记录在下面的空白处：

其他练习：

____

____

____

练习在公共场合中自处

对某些人来说，即使没有任何的交流或是直接的社交接触，只要身边有陌生人就会使他们感到焦虑。如果只是呆在公共场所对你来说就这么难受的话，那么你可以试着让自己置身于以下公共场所来进行暴露训练。记住，一定要频繁地练习，并且呆上足够的时间，直到你的恐惧有所减轻。如果你实在受不了，必须得离开训练情境，那么试着尽快回到训练情境中去。

- 去大型购物中心或超市。购物是将自己暴露在公共场所、暴露在其他人面前的一种很好的方法。尽量在商场人山人海时去购物来更大限度地挑战你的恐惧心理和恐惧想法。
- 在公共场所与人进行目光交流。在散步时、乘公共汽车或坐地铁时，适时地与其他人进行目光接触。当然，为安全起见，在某些城市，尤其是在晚上，或是一些治安不好的地方，这样做并不明智。
- 去听音乐会或是去看体育赛事。大型音乐会、体育赛事、电影院或者其他大型娱乐场所是公认的人潮拥挤的地方。如果你喜欢坐在靠近过道或是出口的地方（为了能尽快逃离这样的场合），那么尽量坐在每一排的中间位置或者是远离出口的地方。
- 在公共场所读书。花些时间在咖啡店或图书馆读书，你可以读你最喜爱的书、读报纸或新出版的小说。
- 去健身房锻炼或是参加有氧健身操课程。不要总是一个人独自运动，尽量在其他人面前锻炼身体。比方说，你可以参加有氧健身操课程并站在健身室前排的地方锻炼。或者在其他人面前举重，尤其是在那些比你更有经验、比你更强壮的人面前训练。

你还能想出一些在公共场所自处的其他切实可行的练习吗？如果你能，那么请将它们记录在下面的空白处。

其他练习：

____

____

____

练习与权威人士谈话

大胆地去与那些权威的专业人士或领导接触，即使与他们接触会使你感到恐惧和不自在，但却是你克服焦虑和恐惧并学会如何自如地与大人物相处的非常有效的方法。以下就是与这一训练相关的暴露训练。这些情境中，使你感到更加自在的训练情境可能就是适合你的训练情境。

- 与你的老板或老师见面。如果你是一个学生，那么请你的老师和你一起讨论有一定难度的家庭作业。如果你已经工作了，那么与你的老板约个时间，讨论一下你的工作表现和你工作中其他方面的问题。
- 向药剂师咨询用药方面的问题。如果你正在服用某种药物，向药剂师咨询用药方面的一些问题（比方说，药物的副作用、该药与其他药物的相互作用、怎么能再配药，等等）。如果你并没有服用任何药物的话，你仍然可以以朋友或家人的名义向药剂师咨询这些问题。
- 向医生咨询一个医学上的问题。与你的家庭医生约个时间，询问有关你身体最近出现的一些症状。一定要确保你的每一个问题都得到回答。
- 与银行业务经理见面。比方说，你可以安排与银行业务经理或是贷款专员见面，与他们讨论一下你贷款或是抵押借款的可能性及其相关事宜。
- 与律师见面。比方说，与你的律师见面讨论一下你的遗产规划问题（写一份遗嘱）或是一些其他你正在处理的法律方面的问题。
- 与会计或是财务顾问见面。聘请一位资深的会计，或是向一位资深的财务顾问咨询一些投资意见。

你还能想出一些与权威人士进行接触的其他切实可行的练习吗？如果你能，那么请将它们记录在下面的空白处。

其他练习：

____

____

____

挑战你的恐惧极限

通过一次次地将自己置身于你所惧怕的情境中，你对于自己的社交和表现能力的固有想法和推断会不断地被挑战和质疑。理想地看，所设计的暴露训练应该用来测试你的焦虑想法和焦虑推测的真实性。比方说，如果你害怕在派对上与人交谈时会说些傻话，那么只是简单地参加派对是远远不够的，即使参加派对本身是挑战该恐惧的合理的第一步。要进一步彻底挑战那些引发焦虑的思想，在派对上你还需要与他人交谈。通过与他人进行的无数次的对话与交谈，最后事实会证明你所说的话大部分内容一点都不愚蠢，证明你之前的焦虑想法和推测并不正确。

当你在派对上已经能在某种程度上与他人自如地交谈，下一步就是练习故意说些愚蠢和傻里傻气的话，然后再去衡量一下这样做所产生的后果和影响。这样的训练可以进一步挑战你的恐惧思想和恐惧心理。事实上，即使你在派对上说了些傻话，也不会产生什么严重的后果。通过这种类型的暴露训练，你会认识到你不仅可以非常成功地与他人进行交谈，而且即使有时你犯了错，也不会有什么不好的影响。

本节所介绍的这些策略通过测试你的"如果……会怎么样"思想的真实性来增加暴露训练的强度。与其总是焦虑"如果我犯错了该怎么办"或是"如果我引起别人的注意该怎么办"这样的问题，我们建议你试着用故意犯错或是故意将他人的注意力转移到自己的行为上的方法来回答这些问题。十有八九，你会发现没有任何可怕的事情发生。

故意犯错或是故意出洋相

当你觉得你在所惧怕的情境中不再那么恐慌、感到轻松一点的时候，你要做的下一步就是故意犯点小错或是故意做些看起来很傻很蠢的事。这一类故意犯错的行为包括：和老板说话时，故意将某个字的读音说错；故意在课堂上问一个弱智的问题；或是走路时故意撞在门上。当然没有必要犯特别严重的错误（像故意考试不及格或是故意把车子撞坏）。事实上，犯些小错就能起到训练的效果，而且不会产生什么严重的后果。

故意将注意力吸引到自己身上

如果成为别人关注的焦点会使你不自在的话，那么你的暴露训练就应该包括将别人的注意力吸引到自己的行为上。比方说,去看电影或上课时,不要早到或准时到,而是晚到几分钟,这样当你进门的时候,每个人都会将注意力集中在你身上。你可能会感到片刻的尴尬,但是你却会发现,几分钟之后这整件事会变得完全没什么大不了的。你的尴尬只是暂时的。而且,大部分人几乎可能会马上忘掉你迟到这件事,并立刻转而去考虑其他的事情了。

故意强化你的焦虑症状

除了进入到你所惧怕的情境中,对你的焦虑和恐惧思想更彻底的考验就是故意在社交和表现情境中引发你的焦虑症状。第 9 章就详细讨论了这些策略。一些可行的暴露训练事例如下所示:在做演讲之前用水沾湿你的额头来模仿出汗的症状,在会议上或演讲中故意表现出思想短路,以及在写字或举杯时故意让手发抖。通过故意引发这些你所惧怕的症状(以一种可预测和可控制的方式),你会发现当你在人前再出现这些症状时,你已经不那么惧怕了。

表达你的个人见解

最后,如果你在与人交谈时害怕表达个人观点,那么,只是加入交谈而并不表达个人见解,远远不能测试和证明你的焦虑想法的真实性。只是与人交谈并不能证明你的恐惧是没有根据、凭空想象的。所以,在进行暴露训练的过程中,一定要将你的感受和观点切实表达出来。

制订情境暴露等级表

在开始暴露训练治疗之前,将具体的训练情境按照其引发的焦虑程度从轻到重按等级详细地列出来。这样的暴露训练情境表就被称为情境暴露等级表,它能有效地指导你的暴露训练。

通常,情境暴露等级表包括暴露训练的具体内容,而这些训练内容则决定了你在训练过程中将体验到的恐惧程度。这些训练主题包括训练情境中人数的多少或是听众的多少(比方说,与 1 个人交谈要比 5 个人来得容易些;而 5 个人则要比 50 个人更容易)、训练时间的长短(比如说,5 分钟的交谈训练还是 30 分钟的交谈训练)、你与另一个训练参与者的关系(比方说,家人还是陌生人),等等。

下面是情境暴露等级表的两个范例。第一个暴露情境等级表是针对公共演讲情境的暴露训练,第二个暴露情境等级表则是针对在各种不同的社交情境中都会产生焦虑的暴露训练(也就是广泛性社交焦虑)。注意,暴露情境等级表中的各个项目都是非常详尽的,涉及训练时间、参加训练的人以及其他相关变量。具体地制定这些条目是非常重要的,因为如果情境暴露等级表中的条目过于模糊,要进行训练就很困难。恐惧度和逃避指数是根据 0～100 的标准来划分的——0 代表完全没有恐惧感,不会逃避,100 代表强烈恐惧,完全回避。

表 8.1　情境暴露等级表范例:公共演讲

情　境	恐惧度	逃避指数
1. 历时 1 小时,向 200 个陌生人、针对自己不太了解的主题做正式讲座。	100	100
2. 历时 1 小时,向 30 个陌生人、针对自己不太了解的主题做正式讲座。	99	100
3. 历时 1 小时,向 200 个陌生人、针对自己熟悉的主题做正式讲座。	90	100
4. 历时 1 小时,向 30 个陌生人、针对自己熟悉的主题做正式讲座。	85	100
5. 历时 1 小时,向 20 个同事、针对自己不熟悉的主题做非正式演讲。	85	90
6. 历时 1 小时,向 20 个同事、针对自己熟悉的主题做非正式演讲。	70	70
7. 历时 1 小时,向 20 个小朋友、针对自己的工作做非正式演讲。	65	65
8. 在大型会议上发表评论或是发问(超过 15 个人)。	50	60
9. 在小型会议上发表评论或是发问(5～6 个人)。	40	40
10. 在家庭晚宴上致祝酒词。	35	35

表 8.2　情境暴露等级表范例:广泛性社交焦虑

情　境	恐惧度	逃避指数
1. 历时 1 小时,向 30 个同事、针对自己熟悉的主题做正式讲座。	100	100
2. 为同事在自己家里举办一个派对。	95	95
3. 约会帕特,共进晚餐。	90	100
4. 回复报纸上的一则个人交友广告。	85	100
5. 参加公司年度假期派对,不喝酒。	85	85

续表

情　境	恐惧度	逃避指数
6. 参加退休同事的茶会。	70	70
7. 与朋友瑞塔共进正式晚餐。	70	75
8. 与同事谈谈自己的感受和观点。	60	60
9. 与朋友瑞塔一起吃快餐。	60	50
10. 在公共汽车上与坐在旁边的人聊天。	50	50
11. 向某人问路或是问时间。	45	45
12. 给瑞塔打电话。	40	40
13. 独自在拥挤的大型百货商场的美食广场吃饭。	40	40
14. 在拥挤的购物中心闲逛。	35	35
15. 不查看来电显示(以证实其身份)就接电话。	30	30

要制定适合自己的情境暴露等级表,你需要再回顾一下本章介绍的暴露训练,同时还要参照第3章你的自我评估得出的结果。选择那些难度由易到难、产生的焦虑度由轻到重的情境来进行训练。

将这些训练情境按照难易度(将引发焦虑感最强的训练情境放在表格最上方)记录在下面所提供的空白表格中。下一步就是想象你自己正身处这些训练情境之中,并衡量每一个情境使你产生的恐惧度(你可以使用0~100之间的数字来代表你的恐惧度,0代表完全不恐惧;25代表轻度恐惧;50代表中度恐惧;75代表强度恐惧;100代表极度恐惧)。最后,再用0~100的标准来评估一下你逃避这些训练情境的程度(0代表不会逃避;25代表犹豫是否参加该情境,但很少逃避;50代表有时会逃避;75代表通常会逃避;100代表总是会逃避)。

表8.3　情境暴露等级表

情　境	恐惧度 (0~100)	逃避指数 (0~100)
1. ____________________ ____________________	________	________
2. ____________________ ____________________	________	________
3. ____________________ ____________________	________	________

续表

情　境	恐惧度（0～100）	逃避指数（0～100）
4.		
5.		
6.		
7.		
8.		
9.		
10.		
11.		
12.		
13.		
14.		
15.		

想象自己暴露在社交情境中

无论什么时候，真实的暴露训练（真正地暴露于你所恐惧的情境中）总是比想象中的暴露训练来得有效。事实上，想象中的暴露训练其实很少用于社交焦虑治疗中。当然，当现实生活中的社交情境使你太恐惧以至于不能参加或是训练情境在现实中不太可能实现时,将自己暴露在你想象的情境中还是有帮助的(比方说,大学入学考试马上就要来临,在这之前你却没有任何机会对此进行训练)。

在想象的暴露情境中训练能为你进入真正的情境训练做好准备。当你进行想象暴露训练时,其指导方针大致与真实情境的暴露训练一样。比方说,训练要频繁(可能的话,每天都要进行)而且训练持续时间要足够长——应该持续到你的恐惧有所减轻为止(比方说,30~60 分钟)。如果可能的话,想象暴露训练结束后,马上进行真实情境的暴露训练会收到更好的效果。

当你进行想象暴露训练时,闭上眼睛,试着将训练情境想象得越真实越好。有些人觉得,如果将训练情境详尽地描述出来并用录音机录下来,然后在以后的训练中放录音来营造气氛,这样的方法能帮助你更好地完成想象暴露训练。而其他人则觉得只要单纯地想象自己在训练情境中就可以了,并不需要描述该情境的录音。不管你用哪种方法,尽量真实生动地想象你在训练情境中的经历是非常重要的。你的想象暴露训练应该和真实暴露训练产生相同的感受,即使想象暴露训练产生的感受可能比真实暴露训练产生的感受要缓和一些。我们建议你在做想象暴露训练时,问自己以下这些问题来帮助你产生暴露在该情境下的真实感受:

- 我周围是什么?我周围的环境是怎样的?还有谁跟我在一起?
- 这个情境中正在发生什么?
- 我现在的感觉是什么?
- 我正在想些什么?
- 我的身体正在经受着哪些生理感受?这些感受有多强烈?
- 我周围的环境怎么样?是炎热还是潮湿?
- 在这个情境中,我正在做什么?
- 我听到了什么声音?
- 我闻到了什么气味?

情境角色扮演训练

情境角色扮演就是在你进入真实的社交情境之前,在模拟的社交情境中进行排练的一种暴露训练。角色扮演在为你提供暴露训练的同时,可以使你避免在真实情境中有时可能会遇到的社交风险。也就是说，与真实情境下的暴露训练相比，模拟暴露训练不会使你蒙受什么损失。以下是一些范例，这些范例会教你如何使用情境角色扮演来使你更加轻松地面对社交情境，并提高你应对某些特定社交情境的技巧。

- 当你在工作中做一个正式口头陈述之前，先在几个朋友和家人面前排练一下。请你的"听众们"给你一些反馈意见。可能的话，把这个模拟训练重复几次。

- 如果你害怕在派对上与陌生人交谈，那么请你的搭档（可以是好友亲戚）扮成一个陌生人。想象一下，你们俩都提早到了派对并在客厅里等候，这时主人正在厨房准备食物。与你的搭档进行闲谈，仿佛这是你们第一次见面一样。

- 如果你最近有一个工作面试，你可以请朋友和家人参加，进行一场模拟工作面试。

- 要想练习约某人出来见面，你可以与好友或家人排练一下在该情境下你会说些什么。

在以下空白处再写几个能够帮你面对你所惧怕的情境的模拟角色扮演训练。

1. ____

____

____

2. ____

____

____

3. ____

____

____

4. ____

____

____

5. ____

用记录和日记的方式记载你的暴露训练

做好暴露训练的详细记录能帮助你长期监测你的暴露训练全过程。本章最后所附的暴露训练监测表就是你用于记录在暴露训练全过程中的感受和经历的日记记录形式的范例。除此之外,这个表格还能帮助你在训练过程中挑战你的焦虑思想和焦虑心理。注意,即使暴露训练监测表乍一看有点复杂,但随着练习的进展,你会发现它越来越容易完成。

在表格的最上方,描述一下你正在训练的情境的一些具体特征、日期、时间以及训练的持续长短、训练前后的恐惧度(使用 0 ~ 100 的划分标准,0 代表没有任何恐惧,100 代表最大限度的恐惧)。表格的中部用来测试你对于暴露训练持有的恐惧思想和恐惧预测的真实性和有效性。前三栏的内容要在训练开始之前完成,最后一栏要在训练结束后再完成。

在第一栏中记录对于即将来临的训练你情绪上的反应(是恐惧还是紧张)。第二栏和第三栏用来记录你的恐惧思想和恐惧预测,以及能够证明这些预测是否真实的依据(第 6 章介绍了很多你可能会产生的恐惧思想,并对如何根据得到的证据对这些恐惧想法进行评估做了相关指导)。在完成暴露训练之后,记录下训练结果(到底发生了什么),训练中产生的任何新的证据,以及你对自己最初的焦虑想法和预测的准确性的重新认识。

在表格的底部,记录下你在训练过程中每一阶段的恐惧度,使用 0 ~ 100 的划分标准——0 代表完全不恐惧,100 代表最大限度的恐惧。记录恐惧度的频度要根据训练历时的长短来决定。比方说,如果暴露训练持续 10 分钟的话,那么你每分钟都得评定一次你的恐惧度;如果训练历时一天的话,那么就每 30 分钟评定一次。表格中提供的空间可以完成 20 次的恐惧度记录,当然,你也许并不需要记录这么多次。最后一步就是计划你的下一次训练,问你自己:“在这次训练的基础上,我下一步该做什么训练呢?”

根据指导一步步地实施社交情境暴露训练

以暴露训练为基础的社交焦虑综合治疗应该包括以下步骤:

• 制定一份情境暴露等级表

即使你的暴露训练应该以情境暴露等级表为指导，你还是应该灵活掌握。比方说，你可以自由练习那些不在你的情境暴露等级表中的训练情境。另外，当某些情境不再引起你的恐惧和焦虑时，你随时可以对你的等级表进行修改。

• 以每星期为单位安排你的暴露训练

在每个星期的开始，你就应该计划好本周你将实施哪些具体的暴露训练，并制定出实施这些训练的具体日期和时间。

• 制定一个长期暴露训练计划

你应该提前计划好下个月你要做哪些暴露训练。当然这个计划可能会根据你每周训练的成果而经常改动。

• 从你的暴露情境等级表中处于下部或是中部的情境开始训练

如果一个训练情境过于困难，那么就尝试一些简单一点的。如果一个训练情境不再使你产生焦虑和恐惧，那么就做些更难的训练。

• 循序渐进地增加暴露训练的难度

当你已经能够轻松应对某些暴露训练情境之后，再开始进行那些难度更大的暴露训练。

将社交情境暴露训练策略融入到社交焦虑治疗之中

即使将自己置身于恐惧情境中的暴露训练可能是战胜恐惧的最重要手段，但是只有将本章以及第 7 章介绍的暴露训练方法应用于暴露训练综合治疗中，暴露训练才会产生最好的效果。除了情境暴露训练，你的社交焦虑治疗中还应该运用第 6 章所描述的认知策略，这些认知策略可以帮助你以新的角度看待你在焦虑情境中的表现。正如本书前面介绍的那样，我们建议你在正式开始暴露训练之前，先练习几个星期的认知技巧。

而且，你的社交焦虑治疗计划中可以包括药物的使用（见第 5 章），对于恐惧的生理感受的暴露训练（见第 9 章），以及社交能力训练（见第 10 章），这一切都取决于你的个人需要和个人喜好。正如你看到的那样，这些策略都是用于你自己的暴露训练的实际情景之中的。暴露训练是其他焦虑治疗策略实施的基础。

表 8.4　暴露训练监测表

暴露训练情境________　　日期和时间________

最初恐惧度(0～100)________最终恐惧度(0～100)________暴露训练持续时间________

暴露训练开始之前完成			暴露训练结束之后完成
当想到要进行该暴露训练,你会产生哪些感受?(如紧张,愤怒)	你对该暴露情境有哪些焦虑想法、推测或假想?你觉得在训练过程中会发生什么?	你有什么证据能证明你的那些恐惧想法是正确的?	1. 该训练的结果是什么?到底发生了什么? 2. 从此次暴露训练中你得到了什么证据?你最初关于该情境的想法和推测是否准确?
			1. 训练结果 2. 得到的证据

恐惧度(0～100)

在暴露训练过程中要时不时地评定你的恐惧度(0～100)。比方说,在一个历时20分钟的暴露训练中,每5分钟评定一次你的恐惧度。对于一个历时2小时的暴露训练,则每15分钟评定一次。以下空间可供记录暴露训练过程中20次的恐惧度评定。

1. ____ 2. ____ 3. ____ 4. ____ 5. ____ 6. ____ 7. ____ 8. ____ 9. ____ 10. ____ 11. ____ 12. ____ 13. ____ 14. ____ 15. ____ 16. ____ 17. ____ 18. ____ 19. ____ 20. ____

在此次训练的基础上,你下一步该做什么暴露训练?

9. 暴露在不适的生理感受面前

症状暴露法(又称为内感觉暴露法)指的是故意暴露在内部生理反应面前,例如头晕、心跳加快、流汗、发抖以及脸红等。这一技巧最初用于治疗由焦虑引发的急性恐慌症。急性恐慌症是在没有任何明显原因或刺激因素的情况下经历突然恐惧的一种失调症。有该症状的患者在急性恐惧发作时,往往非常害怕所经历的生理感受,他们会把这些症状解析成一个预示着危险或威胁的征兆(例如心脏病即将发作或者完全失去控制)。症状暴露法旨在帮助那些有急性恐慌症的人不再惧怕那些由生理唤醒和焦虑引发的生理反应。通过不断的暴露给这些生理症状,人们会发现这些感觉也没那么危险,最后就不再那么害怕这些来自内心的感受和感觉。

生理唤醒症状引发焦虑并不仅仅局限于急性恐慌症。许多研究(Chambless and Gracely,1989; Taylor, Koch, and Mcnally,1992)表明有焦虑问题的人通常也会对某些生理反应感到焦虑。包括有社交焦虑的人,他们最大的恐惧在于担心自己的生理反应会被别人注意到,例如:脸红、流汗、发抖以及大脑突然短路等。正如症状暴露法能减少患有急性恐慌症的人们对于生理反应的恐慌一样,对于那些患有高度社交焦虑的人来说,在社交情境将自己故意暴露在自己所恐惧的症状面前,也能够减少人们的恐惧感。通过症状暴露法和情境暴露法相结合,你会发现当你处在自己所恐惧的情境时,你不仅能够承受一般性的生理唤醒反应,而且甚至能够忍受非常强烈的生理反应。以可控制和可预测的方式激发这些感受,当你在社交情境中再次经历这些感受时,你会变得不再那么焦虑。

尽管对症状暴露法用于社交焦虑还没有太多的研究,我们发现这一方式对于那些存在过度社交焦虑和表现焦虑的人是很有帮助的。本章所描述的方法并不是要替代前几章中涉及的策略。事实上,克服社交焦虑最重要的方法就是第 6 章谈到的认知技巧以及第 7 章和第 8 章谈到的情境暴露策略。在没有使用并且熟悉第6~8章谈到的策略之前,你最好不要使用症状暴露法。

此外,在你使用症状暴露技巧之前,你应该对暴露法的基本规则非常熟悉。正如第7章所讲的,如果你频繁地练习,而且每次的练习时间都足够长,并看到你恐惧的结果并没有出现,如果练习可以预测并且在你的控制之下,那么暴露策略就会得到最大限度的发挥。另外,第6章提到的认知策略应该在暴露法练习之前、之中以及之后使用,从而克服你的焦虑思维。最后,在暴露练习过程中,你不能使用微妙回避策略,例如:分散注意力、药物或酒精使用,或者其他安全行为(例如:用化妆掩饰脸红)。

症状暴露法简介

症状暴露法需要使用具体的练习来引发导致你不适或者焦虑的生理反应。最开始的时候,这些练习会在一个"安全"的环境下进行,例如你的家中。当你适应了这个练习以后,下一步就要在能够引起焦虑的情境中进行,例如即将进入一个社交情境或表现情境之前。以下是一个症状暴露法的练习举例,包括它们引起的典型生理感受。在这个列表之外还有很多可行的练习,都可以用来使用。例如:如果你害怕喉咙被哽住的感觉,戴上领结或围巾也许是让你产生这种感觉的好办法,从而进行暴露法治疗。最好把这些练习仅仅视为其中一部分,在列表末尾的空白处,你可以记录下会引起你恐惧症状的其他练习。

症状暴露法练习举例及相关的典型感受

症状暴露法练习	典型感受
左右摇头(30秒)	头晕、昏厥、头昏眼花
在转椅上旋转(60秒)	头晕、昏厥、头昏眼花
强力呼吸(每分钟100~120次的浅呼吸;60秒)	气喘、窒息、头晕或头昏眼花、心跳过速、感觉虚幻、哆嗦、发抖、麻木、有麻刺感
通过吸管呼吸(如果需要的话,堵住你的鼻子;2分钟)	气喘、窒息、心跳过速、哽喉、头晕或头昏眼花、胸口发闷、哆嗦、发抖
紧张起全身的肌肉(60秒,或者尽可能的长)	哆嗦、发抖、气喘、窒息、心跳过速、头晕或头昏眼花、脸红

续表

症状暴露法练习	典型感受
搬起很重的东西或提包(60 秒,或者尽可能的长)	哆嗦、发抖、气喘、窒息、心跳过速、头晕或头昏眼花、皮肤灼热
就地跑步或在楼梯上来回跑(60 分钟)	心跳过速、气喘、窒息、胸口发闷、流汗、哆嗦或者发抖、脸红
坐在一个又热又闷的地方(例如桑拿室,很热的汽车里,或有取暖器的小屋里,5 ~ 10 分钟)或者穿过于暖和的衣服	流汗、气喘、窒息、皮肤灼热、脸红
喝一杯热饮或者热汤	流汗、脸红、皮肤灼热

能引发恐惧感的其他练习

练习	症状
________________	________________
________________	________________
________________	________________
________________	________________
________________	________________

症状暴露法适合你吗

尽管症状暴露法可能对很多有社交焦虑的人都有帮助,但是,如果不使用这一策略,减少社交焦虑也是有可能的。事实上,对于一些人来说,几乎没有必要使用所有这些练习。如果你有以下任何一个问题,那么症状暴露法对你大概是有帮助的。

- 你通常会害怕出现焦虑症状,例如:心跳过快、头晕、发抖、脸红或者流汗。
- 你害怕在他人面前出现焦虑症状。

在通常情况下,或者在社交情境和表现情境中,如果你害怕这些生理上的唤醒反应,我们推荐你使用本章介绍的这些练习。然而,如果你并不害怕焦虑时的感觉,并且你并不在意别人是否注意到了你的焦虑症状,那么就没有必要做这些练习。实际上,你可以直接跳到第 10 章。

症状暴露法是怎样发挥作用的

人们认为,正如情境暴露法一样,症状暴露法可以通过对恐惧思想、假设以及预测的否定,来减少恐惧。通过以一种可以控制并且预测的方式故意激发不适感,你将认识到:(1) 你可以控制那些通常看起来不可控制的感觉;(2)即使你真的在他人面前出现了引人注意的身体反应,其结果也很可能是微不足道的。

通过学会接受自己在人前的焦虑感以及接受别人对你焦虑症状的察觉,最终你就不会那么在意你的焦虑反应,以及当人们注意到你发抖、流汗、脸红或者其他焦虑表现时的看法。而通过不再那么在意这些感觉,当再次出现在社交情境和表现情境中时,你很有可能也就不那么焦虑了。

关于症状暴露法的忠告

如果你身体很健康,那么本章中提到的练习对你来说是很安全的。然而,如果你有某些健康问题的话,有些练习可能会让你的病情恶化。例如:如果你患有哮喘或重感冒,你大概就不应该进行强力呼吸或通过吸管呼吸的练习。如果你脖子或者后背痛,我们建议你不要进行左右晃头的练习以及任何可能会加重病情的练习。为了安全起见,我们建议你向医生咨询,以确定哪些练习对你来说可能是危险的或者是有问题的。

症状暴露法的分步指导

本节涉及了使用症状暴露疗法克服身体唤醒感觉的四个主要步骤。包括:(1)找出激发恐惧症状最有效的练习;(2)划分症状暴露等级;(3)在非社交情境练习;(4)将症状暴露练习和社交情境暴露联系结合起来。

第一步:症状激发练习

在进行有规律的症状暴露练习之前,你首先应该确定哪些练习对你来说可能是最有效的。你可以在家中进行每个练习,并且留意你的症状类型、练习对你恐惧程度的影响以及这些症状与你在社交情境中的恐惧有多少相似之处。你可以在下面的症状激发练习表上记录下你对于每个练习的反应。你可能在本章的前些部分已经确定下了一些练习,我们也给这些练习提供了空间。

表 9.1　症状激发测试表

说明:做完每一个症状暴露练习之后,记录下你的身体感觉,从 0(零恐惧感)到 100(极度恐惧感)给你的恐惧程度划分等级。

练　习	生理感觉	恐惧感(0~100)
左右摇头(30 秒)		
在转椅上旋转(60 秒)		
强力呼吸(每分钟,即 60 秒 100~120 次的浅呼吸)		
通过吸管进行呼吸(如果需要的话,堵住你的鼻子;2 分钟)		
紧张起全身的肌肉(60 秒或者尽可能的长)		
搬起很重的东西或提包(60 秒或者尽可能的长)		
就地跑步或者在楼梯上来回跑(60 分钟)		
坐在一个又热又闷的地方(例如桑拿室,很热的汽车里,或者有取暖器的小屋里,5~10 分钟)或者穿过于暖和的衣服		
喝一杯热饮或者热汤		
其他练习		
其他练习		

第二步:划分症状暴露等级

正如在第 8 章谈到的情境暴露等级是为了指导情境暴露练习一样,"症状暴露等级"对于选择一个适当的症状暴露练习也是很有帮助的。在大多数情况下,我们建议你划分出两个等级:一个用于社交情境之外的练习(参考第三步),另一个用于社交情境或表现情境之中(或者刚刚要进入该情境之时)(参考第四步)。如果在社交情境之外,你根本就不害怕出现焦虑症状,那么划分出非社交情境的症状暴露等级就没那么重要了。相反,你应该将精力集中在处于社交情境和表现情境之中的那些练习。

划分症状暴露的等级,首先要排除那些你知道不会让你焦虑的练习(根据第一步完成的焦虑激发练习而得出结论)。例如:如果由身体练习(如慢跑)激发的感觉根本就不会让你恐惧,将该练习从你的列表删掉。下一步,将剩下的练习按困难程度排序,激发性最弱的练习在最底部,激发性最强的练习放在最顶端。用从 0 (零焦虑感)到 100 (极度焦虑感)的等级来记录下对每一个练习所期待的恐惧程度。下面的症状暴露等级举例反应了不同的练习，包括在社交情境之外以及社交情境之中。另外，我们也提供了空间，你可以记录下自己的等级划分。

非社交情境中症状暴露等级举例

练习	恐惧指数（0~100）
1. 独自在家中进行强力呼吸练习（1 分钟）。	60
2. 独自在家中进行吸管呼吸练习（2 分钟）。	45
3. 独自在家中进行椅中旋转练习（1 分钟）。	35
4. 独自在家中进行左右摇头练习（30 秒）。	30

非社交情境练习中我的症状暴露等级

练习	恐惧指数（0~100）
1. ________	________
2. ________	________
3. ________	________
4. ________	________
5. ________	________
6. ________	________
7. ________	________
8. ________	________
9. ________	________
10. ________	________

社交情境中症状暴露等级举例

练习	恐惧指数（0～100）
1. 在他人面前端起一个盛满水的杯子之前提起一个很重的包并持续60秒钟（目的是让手发抖）。	100
2. 参加鸡尾酒聚会并和他人交谈之前，进行吸管呼吸练习2分钟。	80
3. 演讲时穿一件很暖和的毛衣。	80
4. 在晚餐聚会上喝热汤，从而让自己脸红、出汗。	60
5. 参加聚会之前，围着街区跑步。	40
6. 给某人打电话之前，进行强力呼吸。	35

社交情境中我的症状暴露等级

练习	恐惧指数（0～100）
1. ____ ____	________
2. ____ ____	________
3. ____ ____	________
4. ____ ____	________
5. ____ ____	________
6. ____ ____	________
7. ____ ____	________
8. ____ ____	________
9. ____ ____	________
10. ____ ____	________

第三步:非社交情境中的症状暴露练习

如果你不害怕非社交情境的症状暴露练习,那么就没有必要在第三步花费太多的时间。然而,如果你想进行社交情境练习(第四步),我们建议你先在非社交情境的练习中实验几次,这样就能保证你对这些练习很熟悉。

如果有些练习在非社交情境中引起你的焦虑感,我们建议你在社交情境进行这些练习之前,先在家中或者别的舒适的地方反复做这些练习。借助你的非社交情境症状暴露等级来选择所要进行的练习。选择那些看起来有挑战性,但又不至于让你无法控制而完成不了的练习。选择一个练习之后,一天两次(各 15 分钟)反复做这些练习。每重复完一次之后,稍微休息一下(30 秒到几分钟),直到症状消失。再继续这些练习 5 次到 6 次,直到你的恐惧减弱。在本章之后的部分有一个日记表,你可以记录下每次练习的结果,并且挑战练习中出现的引发焦虑的想法。

每次你完成一个练习,你都会感受到随之出现的身体症状。然而,你对症状的恐惧应该随着练习的进行以及时间的推移而减弱。例如:如果你正在练习强力呼吸,那么每次你做练习的时候,你很可能总会感到发热、头昏眼花。然而,随着时间的过去,这些感觉应该变得不再那么令你恐惧。

第四步:社交情境中的症状暴露练习

完成情境暴露练习(第 8 章)以及非社交情境的症状暴露练习之后,下一步是将这两种方法结合起来。结合之后的方法是可供你练习的最有挑战性的暴露训练。然而,该练习也可以给你提供可能的最有力的证据来证明:你的焦虑预测是夸大的或者是不真实的。通过亲身体验你恐惧的社交情境或表现情境,并且故意激发生理反应来强化你的恐惧,你会发现即使是你感到极端不自在的时候,这些情境也是可以掌控的。参考你的社交情境症状暴露等级(第二步),选出可行的练习,并将症状暴露和情境暴露结合起来。

把症状暴露法和治疗计划结合起来

如之前所探讨的,我们建议你的心理治疗计划(认知行为疗法)从第 6 章讨论的认知策略开始。在进行完几周的认知技巧练习之后，你应该再进行几周或者几个月的情境暴露练习，直到你处于社交情境时能够更加自如（第 7 章和第 8 章）。这时，如果你在他人面前仍会害怕出现焦虑症状，你才应该考虑进行症状暴露练习。随着暴露疗法和认知疗法的进行，你的恐惧会持续减弱，这时可以考虑进行社交及交流技巧的练习（第 10 章）。

使用症状暴露练习记录和写日记

随着时间的推移，详细的症状暴露练习记录对于监测你的进步是很有帮助的。本章最后的症状暴露日记表有助于你在症状暴露练习过程中衡量恐惧的变化。此外，该表还有助于你在暴露练习中挑战你的焦虑想法。第一栏注明练习编号（1、2、3，等等）。在第二栏中，你应该记录下你经历的具体感觉。在第三栏中，记录下每次实验的恐惧程度。最后，在第四栏和第五栏中记录下练习中你的焦虑想法，以及用更现实的想法否定你原来的想法。

疑难解答

问题：症状暴露练习不会让我恐惧。

解决方法：如果非社交情境的练习不会引起你的焦虑感，试着在即将进入社交情境之前练习他们。如果还是不能增加你的恐惧，那就停止症状暴露练习。然而，你应该继续使用认知策略练习（第 6 章）和情境暴露练习（第 7 章）。

问题：症状暴露练习让我不知所措、无法控制，因而我无法完成该练习。

解决方法：如果即使是在非社交情境中，某个症状暴露练习仍然难以控制，那么在你的等级列表里选一个相对容易的。在简单的练习得到掌握以前，不要去试那些相对更难些的练习。如果你发现，某个症状暴露练习只是在社交情境或表现情境中才难以控制的话，你可以在你的症状暴露练习列表里选一个相对简单些的来练习，然后逐步过渡到相对难一些的练习。或者，你可以放弃症状暴露练习，而只进行情境暴露练习。在你能够掌控情境本身之前（不借助症状暴露练习），不要在社交情境进行症状暴露的练习。

表 9.2　症状暴露日记表

说明:该表应该在每进行一次症状暴露练习之后完成。对于每一次症状暴露实验:(1)列出你经历的身体症状;(2)给你的恐惧程度划分等级,从 0(零恐惧感)到 100(极度恐惧感);(3)列出你对练习产生的具体的焦虑预测(在练习过程中会发生什么);(4)列出可供替换的非焦虑预测,以及证明这些非焦虑预测的证据(反恐惧的证据)。

暴露练习＿＿＿＿＿＿＿＿＿＿＿＿＿＿＿＿＿＿＿＿

日期和时间＿＿＿＿＿＿＿＿＿＿＿＿＿＿＿＿＿＿＿＿

实验	感　觉	恐惧感	激发焦虑的想法和预测	反驳性陈述
1				
2				
3				
4				
5				
6				
7				

摘自 Antony, M. M. , and R. P. Swinson. ,2000. 成人恐慌症及惊恐症:评估与治疗,华盛顿:美国心理协会. 获准使用.

10. 更有效的沟通

你是否常遇到这样的情况：在与人交流时，你的行为所传达的信息与你试图表达的信息不一致？面试时你表现得很僵硬吗？交谈时，你会有意躲避与对方的眼神交流吗？你的肢体语言是否让他人误以为要离你远点？为了在演讲时不出任何错误，你会一字不漏地宣读演讲稿吗？他人经常误认为你没有在聆听他们讲话吗？人们会把你的害羞误认为是你太清高或太势利吗？在这一章节里，你将了解到如何有效与人沟通，如何让人明白你所要表达的信息。

让人明白你的意思

对某些人而言，回避各种社交场合便意味着失去了机会，永远也不可能掌握与人有效沟通的各种技巧。例如，如果恐惧阻止你去求职或邀约别人，那么你将永远不知道如何应对这些场合（应该说些什么，怎样着装，以及如何表现等）。正如学习弹琴和练习马拉松一样，与人有效沟通的技巧也是需要我们不断学习、锻炼的。只有接触了越来越多你曾回避的场合，并从中总结出哪些技巧适用、哪些不适用，你的社交表现才可能会有所长进。本章将提供一些策略，以提高你与人交往的质量。而且，这些策略大多数都可在情景暴露练习过程中使用（第 7、8 章节）。

在阅读本章时，有几点需提醒你注意。首先，我们撰写本章并非是暗指你缺乏各种社交技巧。事实上，和我们打交道的人虽说有社交焦虑问题，但他们大体上都具有良好的社交技能。即使真的在某方面有缺陷，你们的社交技能和沟通很可能要比自己想象中要好得多。此外，我们的目的是想竭力帮助你增强与人交往的意识，让你更深刻认识到你的交往行为可能对他人产生的各种影响，并且在适当的时候改变你某些具体的言行举止。

此外，你还需铭记在心，这个世界上根本就没有所谓的至善至美的社交技巧。适用于某类场合或群体的社交技巧在运用到其他场合或群体时,不见得就能收到同样好的效果。例如,用最佳方法邀约某人也可能遭到对方的拒绝。尽管某种特定的交流风格会让你在某个面试中成功得到一份工作,但也会让你在其他面试或求职过程中败下阵来。换言之,无论你的社交技巧多么娴熟,也永远达不到完美的境地。和他人一样,你还是会一次又一次地遭遇挫折,甚至有时还会给人留下极其糟糕的印象。

最后,本章描述的各种策略不应被视为放之四海而皆准的规则。这些策略仅仅只是在某些场合下供你参考的建议和指导原则。例如:我们认为某些肢体语言(例如在对话时,与对方保持太远的距离)可能被当作是疏远的信号,或被人误认为你对此话题不感兴趣。同样,与对方站得太近也会让人感觉很不自在。不幸的是,这个理想的"个人空间"本身就很难把握。而把与某人相处的方式套用在另一人身上也可能不一定奏效。个人空间偏好也因种族和亚文化的不同而相不同。也就是说,对某些群体而言,近距离交谈被视为一条潜规则;而在另一群体中,此种潜规则可能会令人大为不快。考虑到这些不定因素,如何在特定情景下做出恰当的回应便很难而知了。然而,最好的办法便是别太在意自己是否已至善至美地运用了这些策略,或是自己是否给人留下了完美的印象。

以下是一些本章所讨论的各种沟通技巧的例子。在阅读本表时,请特别注意那些你亟待提高的技巧。

技　巧	例　子
倾听技巧	• 当别人讲话时,你需仔细倾听;不要把自己与他人做比较,或是顾虑自己接下来应该说些什么,等等
非言语沟通技巧	• 与人交谈时,应有适当的眼神交流 • 掌控好肢体语言的运用 • 交谈时,与人保持适当距离 • 微笑要得体 • 以一种自信的口吻讲话,音量应保持在他人能听见的范围内
会话技巧	• 发起并结束谈话 • 保持对话的流畅 • 别在他人面前贬低自己 • 别做不必要的道歉 • 在恰当的时候透露自己的个人信息

续表

技　巧	例　子
面试技巧	●面试前做好准备 ●考虑好自己的着装 ●预先设想面试官的问题 ●准备好想要咨询的问题 ●面试完毕后应该做些什么
坦言交流技巧	●坦言交流,切忌不要太过被动,也不要太过强硬,做到坦诚而自信 ●处理好争端,特别是和那些与你持不同意见或可能会对你很生气、有敌意的人 ●学会区分强占他人时间、私密空间与合理要求他人帮助或建立社交关系之间的不同
与人会面和约会技巧	●基本礼仪 ●找到合适的人选约会 ●邀请某人共进午餐或晚餐 ●发起交谈的话题 ●得体地结束约会 ●处理好拒绝
公众演讲和个人陈述技巧	●吸引听众的注意 ●设计好幻灯片和其他视听辅助课件 ●组织好你的演讲内容 ●处理好听众的提问

当然,篇幅有限,我们不可能仅在一章中就覆盖所有这些话题。事实上,市面上有很多专著就以上每一话题领域(演讲、面试、约会、坦言、倾听等)展开过详细的论述。

最后,你也可以利用网络资源,从网络视频中学习如何做各类事情——任何事情,从裁缝到烹饪再到魔术。这个视频网址是 www. videojug. com. 。此网站除了能教你各种有趣的技能,还有大量的展示各种社交行为的视屏资料,其中包括:如何给人留下良好的第一印象,如何约会、拥抱、接吻、适度抱怨,如何做到平易近人,甚至如何做到优雅地握手! 你可以在此网站上找到任何你感兴趣的社交礼仪。

学会倾听

交流、沟通是一个双向的通道。与人交谈、参加面试或出席会议时,有效的倾听与自我表达同等重要。当你感到紧张焦虑时,你的注意力会从所处情境本身转移到对此情境的自我感受。换言之,你会越来越注意自己的感觉,并开始担心自己的焦虑症状是否被他人察觉,担心这些人是否会因此而对你做出否定评判。与此同时,你也会越来越忽略此场合中的其他方面,包括对方正在谈论什么。而对交谈的不专注可能会使你更加怀疑自己的回应是否得体。通常,即使你自认为是在倾听他人讲话,但实际上你很可能仅仅只注意到了谈话的部分内容。

不倾听他人讲话会付出一定的代价。首先,你可能会错过对方想要传达给你的重要信息。你也可能恰好只听到了部分与你的焦虑想法一致的信息,这样则会加重你的焦虑情绪。例如,在一次工作表现的评估中,你只听到了老板对你的负面评价而没有听到老板对你的表扬,这样无疑将使你非常难过,因为你错过了老板对你的全面评估。此外,错过完整的信息也有可能使你做出不恰当的反应,你对说话人的理解与说话人传达的真实信息有时甚至大相径庭。并且,对方也很可能会感觉到你心不在焉,没有认真听他说话。从而,对方可能认定你这人清高孤傲、神不守舍或者对谈话内容感到厌烦。

有效倾听的障碍

在《沟通技巧》一书中,作者麦凯、戴维斯和范宁列举出了一系列在交谈、会议、辩论以及其他社交来往中,频繁干扰我们倾听的因素。在这些因素中,有五类是人们在社交情境中感到紧张焦虑时最常见的因素。这些倾听障碍如下:

• 拿自己与他人做比较。我们把自己与他人作比较,并以此评价自己的行为和成就。但是,强烈的社交焦虑可能导致过于频繁地与他人做比较的倾向,通常把自身的不足与他人进行比较(例如,与那些在某一特定领域非常成功的人进行比较),并在比较之后感到很郁闷消沉。在交谈时,这种不利于自己的比较倾向(例如:在心里暗暗贬低自己"我没有他聪明"或"她比我看上去更有魅力")会妨碍你倾听他人说话。

• 对他人的谈话进行过滤。过滤意味着只听取对方谈话的一部分内容。

若处于社交焦虑状态之下，过滤则很可能使你只注意到了对方谈话中那些具有批判性、评价性的话语。

• 编排接下来的对话。在交谈或会议中，倘若人们过度在意自己说话是否得体，他们通常都不会认真倾听对方的谈话，而是会在心里预先编排应该如何回应对方的观点。虽然，为了确保自己说话稳妥，你有时不免会进行这样的编排，但若过多使用，也会带来适得其反的效果。

• 转换话题。当谈话显得无聊或让人不自在时，立即改变交谈的话题。在社交焦虑状态下，若谈话内容触及了会引起焦虑的领域，当事人常常会转换话题。例如：一个同事问起你怎么过周末，而你又觉得承认一个人独自呆在家会显得很尴尬，这时，你很可能会把话题转换到与工作有关的内容上来，而不愿袒露自己觉得太私密的事情。话题转换可能会让对方觉得你没有认真倾听他的谈话，或是觉得你对此话题不感兴趣。

• 迎合他人。迎合他人是指无论对方说些什么，你都一味地默认对方的观点，从而避免潜在的争执。由于社交焦虑患者总是害怕别人对自己的负面评价，或怕不招人喜欢，因而他们通常会一个劲儿地去迎合对方。但是，大多数人都不期望别人始终与自己看法一致。要是你总是迎合对方的观点，则很可能会引起对方质疑，认为你不是真正在倾听他说话。

改进你的倾听技巧

《沟通技巧》一书的作者就如何改进倾听技巧为我们提出了一些建议。首先，他们认为有效倾听是指积极参与，而非只是静静坐在那里，听取别人传达的信息。积极倾听包括保持适当的眼神交流、解释对方的谈话内容（“那么，换句话说，你的意思是……”）、要求对方阐明他的观点（以提问的方式来帮助你理解对方的意思），以及给对方提供回馈信息（或对对方的谈话做出一定反应）。在任何可能的情况下，回馈信息需及时（一听懂了马上就回馈对方）、坦诚（反映你的真实感受）、并且给对方以支持（即话语委婉温和，不伤害对方）。

此外，全情投入的倾听也是很重要的。全情投入是指你不仅要表达出你真正理解了对方的意思，而且还感同身受。正如第 6 章所言，我们可以采用不同的方式来诠释一个特定的场合。通过试着了解对方的观点，你将能更好倾听、领会对方的意思。需要注意的是，你没有必要完全同意对方的观点——只是表示理解即可。但是，即便有时你认为对方所说的完全错误，你至少也能识别出此信息中哪怕是一丁点儿对的地方。即使你总体上不同意对方的观点，你也要让对方知道你体谅他说话时的心境。

最后,有效倾听要求同时兼备开放性和领悟性。开放性是指聆听时不挑剔他人的话语。领悟性则是指意识到怎样做才能使谈话内容与你自身的知识经验相符合,以及认识到言语信息本身与非言语交流的不一致,例如语调、手势和面部表情。

练习:有效倾听

下次在与人交谈时,试着使用一些上面描述的有效倾听技巧:

1. 在谈话时与对方保持眼神交流。

2. 解释对方的言语,在交流中若有不清楚的地方,要求对方尽量说得更详细点。

3. 在适当的时候做出相应的反馈,并确保你的回应是及时、坦诚、支持对方的。

4. 最后,确保你聆听他人讲话时是全情投入、开放,且带有领悟性。

在真实的场景中进行该练习之后,你再回到本章,并在下列横线上列举出你这次谈话经历与以往的不同之处。此次谈话持续时间更长一点吗?这次交谈使人感到更愉悦一点吗?对方的回应有什么不同之处吗?你的焦虑比平时有所减轻吗?

____

____

____

非言语交流

一旦你在社交场合中感到焦虑,则很可能采取一些微妙的举动来回避与他人交流。这其中包括回避眼神交流,说话时声音非常小,或者甚至完全回避整个谈话场面。尽管你极力想回避与人交流,但实际生活中,要做到完全不与人交流根本就不可能。事实上,在与人交谈的过程中,你的言语只构成你传达给对方的信息中的很少一部分内容。而非言语方面的交流,包括你与对方的距离、眼神交流、手势、语调,以及音量等所传达的信息至少不亚于言语交流所传递的信息。事实上,即使是在完全远离令你生畏的社交场合,你也向他人传达了某种信息。例如,要是你经常回避各种工作会议,他人则可能认为你很害羞、冷漠,甚至不友好。

虽然想要对方给予肯定的回应,那些具有害羞和社交焦虑的人群通常都以一些非言语行为向对方暗示"离我远一点"。这些封闭性非言语行为包括:身体向后仰或站得远远的、回避眼神交流、讲话时音量很小、把两手交叉在胸前、紧握拳头,以及摆出一副很严肃的神色。虽然你会认为这些行为在可能引起焦虑的场合能起到一定的保护作用,但这些行为往往会带来适得其反的效果。

这些行为不但不会保护你远离潜在的威胁或不受他人指责,反而更可能会使他人对你做出负面回应。例如,在聚会上,人们通常都更乐于与那些面带微笑,与对方有眼神交流,并且说话音量适中的人接触。若某人站得远远的,说话声音非常小,并回避与人眼神交流,那么人们很自然地会认为这人可能是不想说话或是很难打交道。

当然,适度是一个非常重要的原则。过度的眼神交流同样也让对方感觉不自在。除此之外,与对方站得过于靠近或是笑得很不得体同样也会让对方不舒服。不幸的是,这其中涉及太多变数,我们根本就不可能判定每种行为到底怎样才算适度。如果把适合于某种场合的行为举止用在其他场合,就不见得能奏效。例如,虽然与恋人亲密交谈时只相隔几英寸再正常不过了,但在与同事交谈时,你很可能会想站得更远一些。就非言语交流而言,其中存在着性别、文化的差异。因此,我们建议你在日常生活中,使用各种不同的非言语交流行为,从而为各种特定场合找到最合适的交流方式。

所谓封闭性非言语行为,是指通过传递某种信息,让对方感觉到你此时不想和他接触或交流,从而关闭交流通道的行为。以下是一些与社交焦虑相关的封闭性非言语行为:

- 向后倚靠着坐在位子上(vs. 身子向前倾)。
- 与对方离得很远(vs. 靠得更近一点)。
- 回避眼神交流(vs. 适当的眼神交流)。
- 讲话声音很小(vs. 以一种适当的音量讲话)。
- 交叉着手臂(vs. 不交叉手臂或做一些手势)。
- 紧握拳头(vs. 让手掌自然打开)。
- 保持严肃的面部表情(vs. 可掬的微笑)。
- 以矜持的口吻讲话(vs. 以自信的口吻讲话)。

• 弓腰驼背地坐着(vs. 直挺地坐着)。

练习:开放性非语言形为

你有过度运用以上这些行为的倾向吗?假如有,那么在下一周进行暴露练习时,试着用一些开放性非言语行为来替换这些行为。在以下横线上记录下你的经历。例如,记录下当你更爱微笑时、与对方有眼神交流时或是更大声讲话时,人们对你的回应是否有所不同。

____

____

____

____

会话技巧

在闲谈聊天时,你通常会绞尽脑汁找话说吗?在会议或聚会上,你会因为很难加入他人谈话而保持沉默吗?即便是你确实参与到了谈话当中,你也可能会发现由于大家都无话可讲,交谈只得草草结束。在这一章节里,我们将讨论如何展开对话,如何结束对话,以及如何提高你与人交谈的质量。这些建议可能适用于不同类型的交谈,其中包括同事或同学之间聊天,约会时谈话,或排队时与陌生人闲聊。

需要铭记在心的是,这里提到的建议并不是在任何情况下都很奏效。例如,若你在电梯里与人搭讪,对方要么可能会积极回应,要么也有可能会皱眉头不理睬你。要是在你试着与人打交道时,对方可能会对你不太友好,要记住这种情况时有发生,而不是你做错了什么。对方可能很害羞,或者只是出于对自身安全的防护(从小就被告诫不要与陌生人搭讪)。同样,对方也有可能误解了你的意思。但是,如果在某个特定场合的练习中收效甚微,这时你可以找找原因,并试着分析下次练习时应该做些什么样的改变。总结自身经历将有助于你计划好以后的练习,使你更易收到预期效果。

最后,如果你想学习到更多关于如何与人交谈方面的知识,我们推荐你阅读阿兰·加勒尔(Alan Garrer)执笔的第三版《聊天也是能力》(1997)。另一本关于提高交流技巧的经典读物是亨利恰奇的沃特诺斯所著的《聊天技巧》。

发起会话

虽然有时发起对话会很困难，但经过长期练习，同样可以变得容易。发起对话的机会无处不在。例如，在杂货店排队购物时、电梯里、公车上、地铁站、飞机上，以及其他公共场合，人们通常会与陌生人交谈，在聚会、婚礼、葬礼，以及工作中人们要与他人打交道。若你在一个聚会上，那么加入到已经在交谈的人群中是再合适不过的了。在他们身边站上一两分钟，你就可以试着融入到他们的谈话中去。如果你是个大学生，要是想创造更多与同学闲谈的机会，你可以时常坐在教室的同一地方，就不断有机会每次和同样的学生接触。而且，你也可以提前几分钟到教室，在上课之前和同学们聊上几句。

谈话的内容通常应该是既友善而又不过于私密的话题。特别是在与对方还很不熟悉的情况下更应如此。你可以提问（例如"周末怎么度过的呀"）、称赞（"我很喜欢你的新发型"）、观察（例如，"我注意到你没有开你平时的那辆车"）或是介绍（"我们还没有见过面吧，我叫……"）的方式发起对话。其他可取的话题还包括：爱好、工作、你最近看过的电影或电视节目、天气、你最近读过的书刊、你的假期、最近一次购物或外出，以及体育运动。在与人聊了一会儿以后，再聊些更深入的话题就显得顺其自然了。例如：政治、人际关系、自我感受、家庭困境，以及与性有关的话题。但是，你应当慢慢引入这些话题，并且在进一步深聊时，你应即时了解对方的感受。要尽量避免太私密的话题，除非你跟对方很熟悉，或是对方也有意透露类似的个人信息。此外，在聚会上或首次约会时，谈论自己的工作或父母的工作也是可以的。但通常最好远离那些沉重的话题（例如过去遇到的性骚扰，前一阵情绪低落等）。

提高与人会话的质量

以下是一些提高你与他人会话质量的技巧：

• 会话应是一个双向过程。仅仅只听对方讲话是不够的。同样只顾着自己说而不给对方说话的机会也显得很不得体。当然，也有例外。有些人喜欢对方一直讲话或让对方一直聆听。但对大多数人而言，若双方都有机会表达并聆听彼此的想法、感受和经历，谈话将更显趣味。

• 运用积极的倾听技巧。在本章刚开始时，我们就提到各种各样的积极倾听技巧。这些技巧都有助于你提高谈话的质量。尤其需要注意的是，你需要确保在听懂了对方的意思后,做出一定的回应。

• 透露一些(但不要过多)个人的信息。正如前面提到的,刚开始交流时,你所提及的信息不可过于私密。最初,你也可以聊些你周末的活动,你最喜欢的球队,你最近刚看过的电影,或者是你选修的课程等。

• 显示出对对方的兴趣。例如,在对方讲完之后,让对方做更详细的说明,或询问更细节的问题。

• 试着轻微接触对方身体。在某些场合中,与对方有身体接触也是很正常的(例如,轻轻地碰下对方的手臂)。但是,身体接触仅限于在很自然的情况下,切忌太过用力。需要注意的是,由于性别、文化的差异,身体接触的尺度也应有相应的不同。要是疏于对这方面的考虑,你可能引起对方的反感。

• 注意细节。谈论一件事时,你的讲述详细到什么程度应根据对方的反应而定。看看对方的谈话详尽到什么程度,你也就跟着他的模式展开你的谈话。一旦发觉对方有点不耐烦或不停在看表,那么你则应该把这些举动视为一种赶快结束谈话的讯号。但是,你也要确保谈话不能完全脱离细节。不论是过多还是过少的细节都会使交流缺乏足够的吸引力。

• 表达和接受称赞。在称赞别人时,一定要真诚(不要佯装喜欢某物),并且称赞也不可过度。尽管不时地受到别人的称赞让人感觉不错,但是受到过度称赞或根本就不值得称赞也会让其感觉不自在。在你受到他人称赞时,说一声感谢就足够了。千万不要诋毁对方的称赞,或让其感到尴尬。

• 注意你的非言语行为。例如,与对方有一定的眼神交流,说话声音足以让对方能听见。

提问

向对方提问则表明了你对他的谈话内容很感兴趣。你可以询问对方的感受。例如,"你觉得你昨晚去的那家餐馆怎么样?"或询问对方对你说的某个观点持什么意见。你可以尽可能多地使用开放式提问,回避封闭式提问。封闭式提问是指仅能引出对方回答一两个字的问题。例如,"你喜欢这场电影吗",这种封闭式提问很容易导致对方只回答"是"或者"不是",从而你不得不再一次回到最初状态,重新找一个话题来聊。封闭式提问通常都以"是不是"、"谁"、"什么时候"、"什么地方"、"哪一个"等疑问词开头。

相反,开放式提问通常能引出更详细的回答。与封闭式提问相比,开放式提问更容易激发出更长更有趣的话题。而这些开放式提问的引导词通常包括

"怎么样"、"为什么",以及"以哪种方式"。例如,与"你喜欢这部电影吗"相比较,问题"你认为这个电影怎么样呢"则能引出一个更详细的回答。

以下是一些关于开放式提问和封闭式提问的例子:

封闭式提问	开放式提问
• 周末玩得开心吗?	• 周末都干了些什么呀?
• 你最喜欢的候选人是谁?	• 你觉得这些候选人怎么样?
• 你做什么工作呢?	• 你是如何进入你当前的工作的呢?
• 你喜欢你的心理学教授吗?	• 你为什么喜欢你的心理学教授呢?

需要注意的是,有些问题显得太过开放,以至于有时回答起来会显得很封闭。例如,像"你还好吗"或"今天过得怎么样"之类的问题,这些问题很可能只会引出对方一个词"很好"。

结束会话

所有的谈话最终都会结束。此外,在一些非正式的社交场合(聚会、约会或电话里),对话的结束通常都是因谈话一方或双方对话题失去了兴趣,或是达成共识,认为该做点其他的事或应跟别人聊聊了。

若你对遭到拒绝特别敏感,那么在谈话接近尾声时,你很可能会感到更加焦虑;或者要是你觉得对方对继续聊天不太感兴趣,你则很可能受到伤害。不过,要是你注意观察他人的谈话,你会发现几乎所有谈话都是以无话可说而收场。有时人们聊上几秒钟就会草草结束,有时会持续几分钟,然而有些特别有趣的对话,则很可能会持续一小时以上。讲到无话可讲并不是双方谈话的失败,也并不意味着你这人很乏味。这只是所有谈话的一个普遍特征罢了。

通常,人们都会用一些得体的方式从谈话的过程中脱身。在聚会上,你可以以倒酒或去洗手间为借口。或者,你也可以礼貌地向对方提出来,表明你要和另一个人打招呼。在上班的地方,人们通常都以工作为由来结束对话(例如,"嗯……,我得回去工作了"),或是提出与对方日后继续交谈("也许我们什么时候可以一起共进午餐")。通常情况下,说上一句"和你聊天很愉快,但我不得不说再见"就已经足够了。若此次谈话很愉快,那么你一定要让对方知道这一点("和你聊天很开心,以后有机会一定再聊")。

练习:会话

在下次与人交谈时,试着使用以上提到的各种交谈策略。若你很少遇到与人交谈的场合,那么你可以专门去寻找可以交谈的环境。在练习过程中,注意运用发起对话、提高谈话质量以及结束谈话的种种策略。在下列空白处,记录下你在不同谈话阶段使用这些策略的感受。

发起会话:

____

____

____

提高会话质量:

____

____

____

结束会话:

____

____

____

求职面试

大多数人在接受工作面试时或多或少都有些紧张。事实上,在某些面试场合,没有显示出任何焦虑、紧张反而对你不利。在面试中,没有任何焦虑迹象可能会被面试官误认为你过于自信,或对这份工作不感兴趣。但如果你在社交场合中特容易感到焦虑,那么和其他人相比,面试对你而言则更容易引起紧张焦虑的情绪。在第6章中,我们回顾了各种有关策略,这些策略都能帮助你转变在面试等社交场合引起你焦虑的各种想法。而第7章和第8章中,我们则建议你接触各种面试场合(真实场景和角色扮演模拟情景),并以此作为学习如何减少焦虑情绪的策略。在本小节中,我们还将提供更多关于提高面试技巧的建议。而这些方法都需和前几章提到的认知技巧、以暴露为基础的技巧结合使用。

从根本上讲，为面试做好准备包括：知道面试前应该做些什么准备，面试过程中应该如何发挥，以及面试后又该做些什么。就面试的这三个阶段，我们为你提供了一些建议。但若想要了解更详细的信息，我们推荐你阅读《沟通技巧》一书。

为面试做准备

以下是一些关于如何为面试做准备的建议。这些都是你在面试前需要做的准备：

- 在面试前，找家人或朋友进行模拟面试。此外，参加一些你不太感兴趣的工作面试作为练习。正如我们在第7、8章所讲到的，这些练习将有助于你在真实的面试中减轻紧张焦虑的情绪。
- 对面试持乐观的态度。记住这仅仅只是个面试，要是这次不成功，还有很多机会等着你。你可以把面试当成是一个不断积累经验、提高自身面试技巧的机会。
- 花时间弄清楚面试的目的，谁将对你进行面试，面试时都有哪些程序，以及面试要花多长时间。如果可能的话，搞清楚面试主考官的名字并记住它。如果不行，那么当主考官向你做自我介绍时，你就要注意听，并且在道别时称呼他的名字。
- 尽可能多地了解面试公司或机构以及面试主考官的信息。若该机构有网址，你则要认真仔细地去浏览。你甚至可以事先了解面试官的情况。在面试时，表现出你对此机构了解得越多，就越能说明你是真心诚意想要得到这份工作。
- 好好总结自己的长处和优点，并想想自己能为此机构做些什么。这些都是为了在面试时以防万一被问起。你可以把一些内容写在纸条上并随身携带，以防你在面试时漏掉了原本想说的话。
- 以防万一被人问及自己的不足和缺点，你务必要事先做好准备。但没有必要把自己想到的缺点全盘托出。你可以只提及一两点不足之处，并把其描述成并不是不可解决的问题。例如，你可以选择自己工作中一个很细小的、不足以成为严重问题的缺点来谈。再或者，你可以转移话题，谈论自己现在已经克服了的不足（例如，“当我刚开始第一份工作时，我不太懂电脑操作。但是，经过几年的锻炼，我已具备了丰富的电脑操作经验，因而这个问题早就被解决了”）。但是，你千万不可强调那些被人看作是你性格上的弱点，或工作上的不良嗜好的缺点(例如:“我脾气很急”或者“我很散漫”),因为你的准老板可能会认为,你这些性格上的不足是很难得到改善的。此外,不要把自己工作过分卖力(例如,“我工作非常卖力,有时候甚至得提醒自己该休息一下”)作为自己的缺点,这也是个太老掉牙的回答,以至于轻而易举就能被主考官识破(没有主考官会视其为不足)。若想要获得更多有关怎样回答面试时遇到刁钻问题的方法,你可以参阅里·弗雷撰写的《针对最难面试提问的 101 个绝妙回答》。

• 至少准备 10 个问题以供面试时提出,并把它们都写下来以免忘记。例如,你可能会询问你工作中要承担哪些职责,一天需要工作几个小时,同事都是些什么样的人,以及每天大概要做些什么工作等。一般情况下,关于工资、假期和福利方面的问题都应在你得到了这份工作后再问。但对于某些职业,如果面试官主动提及这些话题,那么面试时提出相关问题也无妨。

• 面试时多带几份简历以及其他证明材料,以防面试官当时手上没有相关资料时使用,或是以供他把你的简历推荐给机构里的其他人看。

求职面试过程中

现在,面试就在你眼前。以下我们为你提供了一些建议,帮助你在面试中尽量做到最好:

• 在任何情况下,你都不可以迟到。你最好把花在路上的时间留够,并且尽量早点到达面试地点。若你不太熟悉面试地点,那么最好提前一天去看看,确保面试当天知道怎么到达那里。

• 仪表很重要。确保自己穿着得体,有魅力,头发整洁。需要注意的是,适合某类面试的着装并不一定在其他面试中都适合。要是你不知道该穿什么,那么我们建议你选择偏向于更显保守和专业的套装。

• 记得使用这一章最初提到的各种策略。例如,认真倾听面试官所说的话。注意自己的非言语性交流,并且尽量与面试主考官保持适当的眼神交流。

• 注意礼节,要礼貌、机智。记得把“请”和“谢谢”时常挂在嘴边。不要贬损该机构组织、面试流程或面试你的主考官。事实上,即使你对前一份工作很不满意,也不可太过表现出对前任雇主的不满。

• 表现灵活并乐于让步。例如,若工作时间不是很理想,那么你需让面试官知道你可以尽量按照他们的时间表进行调整。在你获得了工作之后,你可以再和他们商量时间上的问题。若还不能让自己满意,你可以拒绝此份工作。

• 提出问题。求职面试包含两个目的:(1)让面试官决定是否要你;(2)给自己一个机会来确定是否要在那个机构工作。因此,你需要在面试时确保询问相关问题。这样做不仅能帮助你更多地了解你所应聘的职位,还能让面试官认为你对此份工作是抱着认真的态度。

• 大体上讲,在面试时应展现出真实的自我,回答问题也应诚实可靠。但是,你也不要透露过多不必要的个人信息。例如,若面试官问你是否紧张,告诉他自己有点紧张是无妨的。但是,没有必要过多透露有关个人困难、压力的各种细节,包括经常性急性恐慌、抑郁或婚姻问题。

• 在面试结束时,询问面试官接下来要做些什么。例如,贵机构是否还要面试其他应聘者?什么时候才能得到贵机构的答复?还有第二轮、第三轮面试吗?

求职面试完毕后

面试结束并不代表你的任务就完成了,你还有很多事需要做。以下是一些关于面试后该做些什么的建议:

• 面试后,给面试主考官写一封信,感谢他腾出时间与你交谈。

• 认真回顾一下面试时哪些方面进行顺利,本来是否还有别的话要说或别的事要做。万一这次面试失败了,这些信息将有助于你计划下一轮的面试。

坦言交流

这一章节我们将讨论三种交流方式:被动交流、强硬交流,以及自信坦言交流。被动与强硬的交流方式几乎都不会收到令人满意的结果。而自信坦言交流则更加容易获得正面积极的效果。这一节我们将帮助你区别这三种交流方式间的不同,并为你提供一些关于如何进行坦言交流的入门方法。

被动交流

大体上讲,害羞与社交焦虑通常都是与被动交流倾向紧密相关的。被动交流是指以间接的方式表达自己的需要,通常说话时音量很小,并且结结巴巴、犹豫不决。通常情况下,被动交流常常把别人的需求及愿望放在首位。这种交流风格通常是出于讲话人不想冒犯对方,或不想给对方带来任何不便的目的。但是,由于你自己的信息没有直接表达出来,对方可能永远也弄不懂你到底想说些什么。因此,被动交流很可能就关闭了你与他人的交流通道,并且你也可能会因此感到难过,甚至怨恨。事实上,此种憎恶感最终很可能会把你带入另一个危险区,使你今后的交流方式变得咄咄逼人。例如,“我们改天可以一起聚聚”这句含糊不清的话,就是以被动方式邀请某人交往的例子。

强硬交流

强硬交流是指不顾他人的感受和需求,总是急于想表达自己的感受、需要和想法。强硬交流往往在说话的内容和音调上带有评判、挑剔和指责。同被动交流一样,这种交流方式也会封闭与他人交流的渠道,并会造成对方伤心、怨恨、愤怒,以及疏远。“你若关心我,不那么自私,你就应该常来找我”便是一个以强硬交流方式与某人交往的典型例子。

坦言交流

通常,人们都认为在交流方式中,只有被动和强硬这两种选择。但是,除此以外还有第三种交流方式。与强硬和被动的交流方式相反,自信坦言交流方式不仅重视别人的感受和需求,同样也要考虑自身的感觉和需要。坦言交流具有许多成功交流的特征,包括直接、清楚、快捷。一个以坦诚自信的方式与人打交道的例子是“这周末有兴趣和我一起去看电影吗”。

除此之外,坦言自信交流还包括积极聆听对方的想法(包括试着倾听和理解对方的观点、证实对方的感受、要求对方进一步阐释等)。尽管坦言交流方式不能担保交流绝对顺利,但是与被动或强硬的交流方式比起来,坦言交流更有可能保持双方交流平台的畅通,并且使双方达成共识的可能性更大。

果断自信地处理谈话中的争端分歧

若你想要说服别人改变他或她的言行,一个比较稳妥的办法即是在说服对方时既不要过于被动也不要过于强硬,而是要以一种陈述事实性的、直接的并动之以情的方式与对方交流。

从描述你所观察到的情况入手。观察能反映出你对事实的立场,而不是你对事实的自我解释。观察要以事实为基础,从而也很难被他人反驳。例如,“你回来得太晚了”就不是一个观察的结果,因为所谓的“太”晚的标准本身就因人而异。但是,如果你这样说“你比你承诺的时间晚回来一个小时”,则不太容易引起对方的反驳。

在描述完你所观察到的情况之后，接下来则是表达出你对此情况的感受。感受即指各种情感，例如生气、焦虑、担心和难过等。感受并非想法。例如，表达“我觉得你不应该这么晚才回家”并非是一个表达情感的方式。相反，“你比你说的时间晚回来，我很难过也很担心”则可被当作是你的感受。正如描述你所观察到的事实一样，对方很难反驳你的感受。只有你自己知道你真实的感受是怎样的。

最后，还有一点很重要，那就是你在交流中需要把自己想要对方所做的改变都表达出来。接着上面的例子，你可以这样说：“要是你比预计的时间晚回来 30 分钟以上，我希望你能先打个电话告诉我一声。”

在表达完自己这三个方面的信息后，你也别忘了给对方一个机会表达他或她对此的想法和观点。并且一定要充分运用前面提到过的各种积极聆听技巧。

除了这些基本的坦言交流技巧以外，还有一些其他的策略，可以帮助你处理与人交流中的分歧和矛盾：

• 一定要选择恰当的谈话时机。不要无限制地拖延，但也不要在你气头上谈论此事。此外，也不要在对方很忙或不愿谈的情况下坚持谈论此事。有时，你最好安排一个双方都很方便的时间来讨论此事。

• 一定要对导致你的焦虑、愤怒或被伤害的情感的一些想法提出质疑。正如第 6 章所讨论，人的情感受思想的影响，而我们的想法有时可能被夸大或不真实。换句话说，你所面对的状况也许并没有你想象的那么严重。当与对方就某个话题进行交流时，一定要尽量现实地考虑问题，保持头脑冷静。

• 在面对某种情况时，你首先得考虑是否值得与对方争执。这种情况很要紧吗？如果采取不理睬的态度，此状况会自行消失吗？例如，假如你隔壁那位麻烦的邻居下周就要搬家了，这时你再去抱怨他该如何整理草坪就显得很没有必要了。

• 试着把你的想法从中立的第三方分离出来。听听他人对此事的看法也许能帮助你从另一个角度来看待问题。这样尤其能帮助你判断你对此事的看法是否被歪曲。

• 试着理解对方的观点。跟你一样，对方也努力想找到解决问题的最佳办法。被威胁或被伤害常常会激发人的敌意和愤怒。如果你动之以情，晓之以理，善解对方的立场和想法，就更可能与对方达成一致，从而化解矛盾，尤其当对方确实感觉到你真正是善解人意。

• 你可以考虑以写信的方式与对方进行交流。有时，写信更容易表达自己的想法和感受。但是,即便是在信中,你也应当使用坦率的交流方式,不要太被动也不要太强硬。在一般情况下,你最好不要使用电子邮件。

与人第一次会面、结交朋友以及约会

这一章节主要探讨如何改进你与人第一次会面、建立关系的社交技巧。其中,讨论涉及与人第一次会面的地点,以及如何处理在与对方建立关系时可能会遇到的压力,例如,可能被对方拒绝。

选择与人第一次会面的地点

在一次对3 000位美国民众的调查中,劳曼、加格诺、麦克以及麦克斯深入研究了人们见面的方式和地点。在已婚人群中,当初他们与其配偶见面的方式用百分比表示如下:

见面方式	百分比*
朋友介绍	35%
自我认识	32%
家人介绍	15%
同事介绍	6%
同学介绍	6%
其他人介绍	2%
邻居介绍	1%

*注:由于有一小部分人给出了多个答案,因此这些数值最终加起来的和不等于百分之百。

在同一份调查表中,这些已婚人群与其配偶见面的地点按比例详细排列如下:

见面地点	百分比
学校	23%
办公室	15%
聚会	10%
礼拜场所(例如教堂)	8%
酒吧	8%
健身房或社交俱乐部	4%
个人广告	1%
度假	1%
其他地方	30%

这些统计数据与未婚关系人群(同居关系、长期伴侣关系和短期伴侣关系)的统计情况很相似,尽管有些数据有一定出入。例如,与已婚人群比较而言,处于短期伴侣关系的未婚人群更倾向于在酒吧(17%)或是聚会(25%)上与他们的另一半会面。然而,这类人中很少是在做礼拜(1%)时遇见对方的。需要注意的是,这份调查问卷是在互联网尚未流行时进行的,所以这份问卷并不包括在网络上的约会。关于网络约会这个话题,我们将在接下来的一节中讨论到。

还有一些地方,相对而言,也适合发展新朋友关系或遇见自己未来的另一半。其中一些例子如下:通过业余爱好(例如:参加某个摄影俱乐部或某个剧团),参与某项运动(加入某个保龄球团体、跑步俱乐部或是登山组织),参加塑身锻炼(例如:在健身房练习举重、参加有氧健身操或是游泳课),参加舞蹈班,为某个组织做志愿者,组织某个读书俱乐部或读书小组,参加公开演讲,担任兼职,报名选修成人教育课程或旅游(也许是加入旅游团)。

结识新朋友的最好方法便是去做些自己喜欢做的事情。这样,你更容易遇上与你兴趣相投的人。例如,若你不喜欢泡吧、饮酒,那么你则需要三思,到底要不要专门去那些地方结识朋友。因为,通常在酒吧里,你遇见的人都是喜欢泡吧的。此外,你还应记住在参与某个特定的活动时,你都有可能遇上哪些类型的人。例如,你想接触些与你年龄相仿的人,你就可以试着去参加一些可能会吸引同龄人的活动。

但是,仅仅置身于这些人群的环境中是不够的。若想要结识他们,你需要承担在此环境中必要的社交风险。对那些性格外向的人而言,你可以保持眼神交流,主动打招呼,并且一定要不时地微笑。若你有意要与对方搭讪,那么记住,一种随意的姿态更容易建立起朋友关系或男女关系。当你逐渐了解了某人,你则需要承担更大的风险,比如说,邀请对方一起喝咖啡、看电影或是同你一起去公园或博物馆。

在网上结识朋友

网络约会是一种非常流行的交友方式。根据《因特网约会指南》报道显示,大约有30%的美国单身人群曾使用过婚介网站。根据《在线约会》杂志报道,每个月,有两千万美国人都会访问在线约会服务网址,并且这个网络机构平均每年能促成120万对新人,大约三分之一的美国人都认识曾使用过在线约会服务的人。因而,网络也可算作是一个供单身男女们邂逅的庞大信息平台。你只需要在某个搜索引擎中(例如 google)输入你所在城市的名字和"单身(singles)"一词,你将会搜索到各种各样千奇百怪的信息,从"闪电约会"团队到各种单身汉旅行的机会,再到个人交友广告,以及各种社会活动。

除了在线约会之外,网络也是结识新朋友的一种很流行的途径。在一份对 191 位大学生无记名的调查问卷中,我们发现在这个群体中,寻找朋友关系(与约会相对)成为其使用网络最重要的原因。在这份调查问卷中,有 60% 的人认为自己已成功建立起了良好的网络朋友关系。还有一半的人认为,在网上结识朋友要比在现实生活中自在很多。但值得注意的是,有 40% 的人承认自己会在网上说谎! 近段时间,在线社交网址,像 Facebook. com 和 MySpace. com,已成为很流行的交友平台。

但有一点很重要,你不可以用网络上的朋友关系代替现实生活中的人际关系。然而,你可以把网络上的交友关系当作是建立现实生活中人际关系的一块基石。

约会技巧

不管你年轻或年长,不管你是男还是女,不管实际情况本身看上去如何,在你周围总会有许多潜在的伴侣出现。此外,关于每个人一生只会有一个灵魂伴侣的说法简直就是个神话,不值得相信。事实上,不同类型的人都有可能成为最优秀的伴侣,每个人都会为这段关系带来不同的亮点。通常你的另一半都是与你不期而遇,或是在你未察觉的时候出现。尽管这种说法显得很老套,但的确是这样。因此不要急于求成。若你所期待的结局不能实现,那么急于加速这段感情只会让你失望受挫。

准备阶段

约会的第一步就是准备。准备在这里意味着什么呢?它意味着你必须弄明白你想要寻找什么。你寻找的目的是什么?是想要寻找到一段真正的感情,然后结婚生子,还是仅仅想找一位性伴侣?是为了寻找友谊还是为了解闷?你的目的将直接影响到你要寻找或吸引什么类型的人。例如,如果你想找一点刺激,那么你的目标很可能会是一些看上去很清高、神秘或性感的人。但是,如果你期望一段更正式的感情,那么你则需要考虑对方的素质,在一段新恋情的新鲜感退去之后,这些东西依然是很重要的品质,例如幽默感、共同的价值观、善良、诚实、稳重、有责任感,以及能尊重他人。

尽管通常大家都说"异性相吸",但是有一句老话"物以类聚"恐怕更不失真谛。经社会心理学调查研究发现，大体上讲，大多数人都会对与自己有着相似价值观、外表、爱好，以及其他品性的人感兴趣。因此，了解了你自身的爱好和品性将会指导你寻找什么类型的朋友。此外，真正成为你想要寻找的那类人，将会帮助你吸引住他的视线。想要遇见理想中的人，你必须专门去这类人通常去的什么地方。例如，要是你对爱看书的人感兴趣，那么你需要花时间呆在图书馆、书店或参加新书签售会。

网上联络

要想结识新朋友，一个非常有用的方法就是网上联络。网上联络是指在个体或群体之间，信息以及各种服务的相互交换。正如我们前面提到的，三分之二以上的已婚人士都是由第三方介绍认识其配偶的。因此，你需要让你的家人和朋友知道你很乐意结识新人。要是在交往过程中没有发展成恋爱关系，那么你可以扩大你的朋友圈子。通过结交新朋友（但也并不是放弃旧朋友），你遇见自己另一半的机会也会增大。

第一次约会

若你的确对某人产生了兴趣，那么最初相遇的场面可能会很不正式。例如，你当时可能是在工作休息之余闲逛，或在课间时和对方一起办事，或在回家路上顺便搭上他/她。在你与对方有了更深一层的接触之后，你可以向对方提出更正式的约会，像去餐馆吃午饭或晚宴，听音乐会或看电影，或者是参观某个画廊或博物馆。如果你是个学生，你可以建议对方跟你一起选修某个课程，这样你将会有更多的机会了解对方。

在约会时，你需要注意每个细节，特别是你的外表，要爱干净。同时你的穿着也要得体。穿戴你喜欢的服饰，但要是你不知道对方的品味，你最好还是选择一些保守或是经典不过时的服饰。总之，不要在初次约会时穿着最另类的衣服。

拒绝

做好随时被对方拒绝的准备。通常情况下，某个特定的约会不会直接导致长期的恋爱关系。约会的一方要比另一方更急于抓住这段关系是很正常的事。要是对方不想再继续发展这段关系，那么你需要提前做好准备接受这个事实（参见第6章的建议）。遭到拒绝并不一定就意味着你哪里做错了，也不是说约会将永远不会发展起一段长期恋情。拒绝是说明你们两个在一起不适合。遭遇对方的拒绝是约会中不可避免的。你约会经历越多，那么你遭遇拒绝的次数也就越多。然而，你约会的次数越多，你将会有更多机会提高你的约会技巧,从而使你将来建立积极的人际关系时更容易成功。

个人陈述以及公众演讲的技巧

这一节主要提供了一些关于公众演讲和个人陈述的基本技巧。其中特别涉及怎样准备个人陈述或演讲,以及如何提高你的演讲质量。

为陈述做准备

为个人陈述做好准备包括七个非常重要的步骤:(1)弄清陈述的目的;(2)确定听众类型;(3)明确演讲主题;(4)组织陈述内容;(5)让演讲生动有趣,并组织支撑材料;(6)预先试讲;(7)处理自身紧张焦虑情绪。

第一步:弄清个人陈述的目的

在准备演讲、发言之前,你首先要弄明白此次个人陈述的目的。本质上讲,口头陈述一般有以下一个或多个功能:

- 说服。例如,一份个人陈述可能是用于推销某个产品,或者说服部分同事改变一下工作程序。
- 解释。例如,为期半天的导向性会议,用以向新员工介绍公司的运作流程;或是举办讲座,教授大学生们一个很复杂的问题;或是举办一个研讨会,就某个论题给同行提供深层次的信息。
- 指导。这类陈述包括怎样操作一项任务(比如怎样使用一个新的电脑程序),或是怎样培养一项新的技能(比如学习跳舞)。
- 总结。有些陈述是专门向听众简要介绍某一具体事宜。例如,一个4分钟的演讲,更新关于工会协商机制的管理,或是向你的顾客概述某商品价格调整的情况。
- 娱乐。用于娱乐消遣的个人陈述包括舞台表演(例如,说相声)以及婚礼、纪念日或聚会上的致辞。

第二步:确定听众类型

在深入准备一次演讲之前,你首先需要了解听众的类型,这对你做演讲很有好处。在某些情况下,你甚至需要在开始演讲前询问听众的背景信息,从而使你的演讲风格、内容能够符合他们的需求。以下是一些相关问题,供你参考:

- 听众有多少人?

• 听众都是些什么样的人？（年龄、性别、职业背景等）

• 听众期待什么？

• 关于此话题，听众已经了解了多少？他们还想知道些什么呢？

• 听众来此的目的是什么——是因为他们不得不来？还是因为他们想来呢？

第三步：明确陈述主题

在公开演讲以前，你应该明白你主要想给听众传达什么信息。在多数情况下，演讲的要点需简单明了。听众需对你演讲的要点有大致了解。只有这样，演讲的内容才容易被听众所理解。大多数时候，一开始演讲时就激发起听众的兴趣（可以采用笑话、轶事或插图等）是非常有益的。若你演讲的目的是为了在某件事情上说服听众，那么你首先一定要得到他们的信任（例如，使听众了解你的专业水平和你所获得的专业证书）。此外，说服性的演讲还应该对如何实施你所提出的建议有一个详细具体的指导（例如，在哪里才能购买到你推销的商品）。

第四步：组织陈述内容

关于如何准备演讲稿，最常见的建议之一便是密切注意讲话内容的三个部分：引言、正文以及结束语。引言包括到对演讲内容的总体介绍，这样听众才能对接下来要讲的内容有一个大致的了解。正文是你演讲内容的主体，其中包含所有重要的细节。而在结束语部分，你需要对讲话做一个简短的总结，对讲话内容做一定的解释和推论（例如，为什么演讲的内容很重要）。

若可行的话，你的演讲应该以讲故事的形式加以组织。例如，在描述操作某项任务的新方法之前，你可以先向听众介绍下这种任务过去是怎么操作的，从而使他们在一定的背景知识下吸取新的信息。或者，你也可以把演讲的内容展开，提出一系列的问题，并且在每个问题后都配备一个或多个解决办法。

第五步：让陈述生动有趣

除了让听众了解你演讲的要点，你还必须使这些观点以一种生动有趣的方式表达出来。为了达到此目的，你可以考虑使用诸如幽默、类比、个人轶事、举例、说明，以及相关数据等策略。但需要注意的是，千万别引用那些可能会冒犯听众的幽默语。要是你事先不知道你的听众是谁，不了解他们的背景、信仰或经历，那么你的笑话可能会使他们朝着坏处想。另外还有一个吸引听众的策略，即以某种方式与听众进行互动。例如，在演讲过程中，你可以向他们提问，或是鼓励他们积极提问。或者你可以让他们参与做点事情（示范你正在教授的技能，完成一份问卷或测试，等等）。支撑材料也是一种很有用的方式，会使你的演讲显得更生动形象。

支撑材料通常都是以视频方式呈现在大家面前（例如，ppt 幻灯片以及其他投影图片、录像、白板、活动挂图、CD 等）。这些视频可以是文本、照片、插图、卡通、图表以及地图等。以下是一些关于如何使用支撑材料的建议，需要您铭记在心。

• 若你打算使用卡通图片，则要确保它们很搞笑。你可以征求朋友、家人或同事对你打算用的卡通图片的意见。

• 有时候，小道具也可以起到很大作用。例如，你在演讲时提到了某本书，你可以找几本供听众参阅。若是你在描述某个产品，你可以带上它，在演讲时展示给听众。

• 如果可能，你可以给听众提供一些印有你幻灯片和视图的讲义，从而听众可以专心致志地听你演讲，不用做任何笔记。通常听众都比较乐于得到这样的复印材料。

• 你的幻灯片和视图一定要有吸引力，并且字体要足够大，确保最后一排的听众能看见屏幕上的内容。

• 注意别在你的幻灯片和视图上添加过多信息。

第六步：预先试讲

如果可能，最好事先进行预讲。预讲方式有很多种，其中最理想的一种即是你在朋友、亲人或同事面前试讲一番，并且最好能在和你演讲实际场地相仿的地方试讲。询问你试讲听众的反馈，从而好在正式演讲时做适当调整。要是你实在找不到听众，你可以对着摄像机试讲，然后再观看录像。要是这都不可行的话，那你还可以对着镜子大声练习。随着你演讲经验的不断积累，预先试讲也将显得越来越不那么重要。

第七步：控制紧张焦虑情绪

准备演讲报告也包括控制紧张焦虑情绪的策略。在演讲之前，你一定要运用认知策略（第 6 章）来挑战你的紧张焦虑思想。除此之外，你还可以运用一些基于情景暴露的策略（第 7 ~ 9 章）来对抗你的恐惧感。当你在现场演讲的时候，一定要使自己的呼吸保持均匀缓慢。急促呼吸或是屏气都会加重自身的紧张焦虑症状。不要特地去压制恐惧，让这种症状顺其自然即可。刻意压制恐惧反而更易加重焦虑症状。在演讲中，紧张也没关系。事实上，听众大多都能预料到这点。要是演讲场合允许的话，你甚至还可以告诉他们你有点紧张。这样做不但可以帮助你平静下来,并且还更易于拉近你和听众的距离。

展开陈述

在展开陈述时,你需要记住以下几点建议:

• 注意你的演讲方式。在讲话前,核实那些你不太确定的发音。不要每讲到一句话末尾,声音就突然就变小了。确保讲话的音量大小适中(设想你是在对着房间后面的那堵墙说话)。说话时声音清脆洪亮,发音清晰准确。尽量回避使用“呃”和“嗯”。最后,还要注意语速不要太快。语速过快是人们在演讲中最容易犯的毛病,特别是当你感到紧张时。

• 在演讲时注意要与听众保持眼神交流。

• 演讲过程中要时不时地来回走动。你可以在屋子的前方来回走动,切忌不要站在演讲台上一动不动。不要把双手放在口袋里。要时不时地做一些手势以强调你的观点。但是,不要用手去挠脸或头发。

• 要是演讲变成了逐字逐句的朗读,则会显得很无趣。要是你逐字逐句地念演讲稿子,同样也会因为找不到自己念到哪里了而感到紧张恐惧。通常,我们建议你拟出一个详细的提纲,提纲中可以包含许多小标题、小注释等,并按照该提纲进行演讲。提纲可以确保你所要讲的信息都有,即使不知道自己讲到哪里了,也能很容易就查到。这样做,同时也能迫使你在演讲时做到即兴发挥。要是你觉得不能逐字逐句地读稿子会让你提心吊胆,心里没底儿,那么你可以选择把提纲和全文稿子都带在身边。要是仅仅用一个提纲性的稿子不起作用,必要时,你还可以转向使用事先准备好的全文稿子。

• 不要以高人一等的口吻对着听众演讲。他们很有可能比你想象的懂得多。即使对他们而言,你呈现的材料很新颖,他们也不会因为被当成小孩而感激你——除非,他们的确是一群小孩!你演讲时的音调和内容一定不要让人有一种居高临下的感觉。

• 时不时对要点进行重申。听众不一定听到了你说的每一句话。如果他们漏掉了某个要点,那么,接下来他们就很可能跟不上你的讲话内容,除非你不断对要点进行重复。

• 尽量言简意赅。不要在时间不允许的情况下涉及太多内容。

• 确保自己做好应对各种问题的准备。可以考虑带上一些额外的信息(一本参考书、笔记等),以应对听众的提问。无论听众提出的问题有多么幼稚、愚蠢,你也要试着巧妙地回答,给予提问者应有的尊重(例如:“这是个很有趣的问题……")。最后,在回答所有听众的问题前,你都需要重复一遍这些问题,因为坐在屋子最后几排的听众很有可能没有听到别人提的问题。

• 在演讲时展现出自我本色。听众喜欢实实在在且真实不做作的发言者,而不是那些看上去试图哗众取宠或努力想给听众留下深刻印象的人。

陈述完毕以后

演讲结束后,你可以根据本章提到的各种建议,对自己的表现做个评估。这样做是很有益的。但是你千万不可根据在演讲中是否紧张焦虑,或这些症状是否在演讲中显露出等标准来进行自我评判。演讲者的焦虑与否只是成功演讲中很小的一个因素而已。

社交焦虑通常都与过于刻薄的自我评价倾向有关。因此,我们也建议你从听众那里听取客观的反馈意见。你可以采用非正式的方式,询问他们对此次演讲有什么想法。或者,要是合适的话,你也可给他们分发无记名评估表,以一种很正式的方式,要求听众说出他们对此次演讲中某方面的印象如何,例如演讲的风格、内容(例如,感兴趣度、内容的关联性,以及难易程度等)、演讲者(例如,演讲技巧、组织能力、专业水平、清晰度)、视听资源的使用以及地点(例如,采光、室内温度、座位舒适度)等。此外,要确保表格上有足够的空间供听众用自己的语言表达他们的想法(演讲的力度、有待改进的地方)。

11. 维持疗效并规划未来

本书最后一章主要讨论各种策略，以确保你所取得的成绩在未来的几个月甚至几年都能保持下去。也许我们所能提供的最重要的一条建议即是，你需要继续不断练习前 10 章提到过的各种社交策略。继续采用那些使你有所长进的方法。这样不但能保持你现有的进步，并且还能使你的焦虑情绪随着时间不断减弱。

结束治疗

从某种意义上讲，治疗永远没有结束的时候。尽管人们在使用了此书中所描述的各种策略后，的确会感到自己有所进步，但在某种特定的场合下，人们还会时不时地感到紧张焦虑。而这些都是很正常的。就像背痛、抑郁和高血压一样，社交焦虑通常也被视为一种反复发作的慢性病，但是这种病是能够得到有效控制的。你可以不断使用本书中提到的各种策略来控制焦虑情绪的恶化，这对你是很有好处的。事实上，认知行为疗法中很重要的一点便是不断引导人们，使其成为自己的治疗师。要是你觉得这本书对你起到了一定的作用，那么你的社交焦虑很可能有所好转，并且你也可以在今后继续使用那些你已经习得的各种策略，取得更大进步。

要是这些治疗没有达到你预期的效果，那么你需要花时间找出其中的缘由。以下是一些可能出现的原因：

• 药量不足。通常，如果你采用的是药物治疗，我们自然会想到药剂的用量。当然，用药量不足（用药量太小或是用药周期过短）则会导致效果不明显。在此，“药量”一词同样可以用在认知行为策略领域里。事实证明，某人所获得的进步与他所进行的练习多少有直接关系。因此，如果你的暴露练习时间太短或频率不高，或者你根本不去挑战引起你焦虑的各种想法，那你的焦虑情绪将不会得到预期的改善。

• 压力。要是你是在面对很多压力的情况下阅读并使用本书中的各种策略，那么你将会发现这样练习的收效甚微。例如，你必须得长时间工作，应付各种家庭压力，或处理各种严重的健康问题，那么，你花在治疗社交焦虑症上的时间很可能没有当初希望的那么充裕。我们建议你在处理好生活中的各种压力之后，再尝试一次这种治疗。压力也会导致恐惧的反弹，关于这个问题我们接下来会讲到。

• 其他心里问题。有时候，害羞和社交焦虑只是其他问题的一部分。例如，有饮食失调症的人，由于害怕别人看到他很胖，于是在社交场合也会感到非常焦虑。尽管这本书中的各种策略可能适合这种情况，但直接解决饮食问题也同样显得很重要。

• 其他生活问题。对一些人而言，长时间的社交焦虑会导致其他各种各样长期问题出现，包括长期失业、非常孤独、极度压抑或物质滥用等。要是不处理好这些大问题，那么本书中提到的各种策略也将不能很好帮助你提高生活的整体质量。找到治疗这些大问题的方法同样也是非常重要的。在第 4 章中我们曾提到过如何寻找理疗师。专业咨询会引导你走向解决社交焦虑以及其他问题的正确道路。

恐惧为什么会反弹，对此你该怎么办

大多数接受过社交焦虑治疗的人都会有一种一劳永逸的感受，特别是在接受过认知和行为治疗之后。尽管这样，对某些人而言，还是存在着各种各样的原因致使恐惧反弹。要是你的恐惧再次袭来，最好的办法就是重新启用那些在你第一次克服恐惧时非常奏效的策略。当你有了一定进步之后，社交焦虑再次出现时，会比以前要容易克服。

过早或过快停止使用治疗策略

中止认知治疗和暴露练习可能会加大恐惧感反弹的可能性，尤其是在完全克服社交焦虑之前就停止使用这些策略。我们建议，只要你还有焦虑感，就继续时不时地挑战引起你焦虑的各种想法。当你的恐惧感大幅度缓解时，你就可以不再使用认知日志了。但是，你还是得通过默默问自己一些适当的问题（例如：“还有别的、不那么容易让人紧张焦虑的方式来描述这个场合吗”），来继续使用这些认知技能。

除此以外，即使你的恐惧有所减轻，你还是需要充分利用每一个机会，让自己置身于曾让你感到恐惧的场合。有时候，生活中一些具体情况（例如忙于工作或学习，或正在感冒康复期间）可能会阻碍你定期进行这些暴露练习。但只要时间允许，你都需要继续面对那些曾令你畏惧的场合。不时地置身于这些场合中有助于防止恐惧的反弹。

过早地停止药物治疗可能会增加社交焦虑反弹的危险。正如第 5 章所讨论的，当治疗已长达至少一年以上再停止，并辅以抗抑郁药物，我们认为社交焦虑再复发的可能性会减小。因此，你最好是在刚开始感觉有一点好转时仍继续接受药物治疗。

突然脱离药物治疗也可能增加恐惧感反复发作的风险。停止使用某些抗抑郁药物以及几乎绝大部分的抗焦虑药物通常都会伴随戒断症状。这种症状通常和焦虑症的症状很相似。而戒断症可能会促使一些人再次恢复回避的习惯以及焦虑恐惧的思维。为了阻止停药后戒断症状的出现，最佳办法就是慢慢地减少药剂的摄入量。我们强烈反对你在未经医生同意的情况下就私自减少药量或直接停药。

生活压力

有时候，生活中突如其来的压力也会导致焦虑和恐惧病症复发。例如，如果你遭受了生活中的各种压力（例如工作时间延长、人际关系问题、财政困难、健康问题、家庭关系紧张、好朋友的去世等诸如此类的事情），你可能会在社交场合中感到更加紧张焦虑。有时，这种焦虑情绪会随着压力的持续不断恶化；但有时这种情绪也会出现在压力刚解除之后的一段时间内。

压力与社交焦虑相互联系，这并不足为奇。大多数人对压力的反应都各不相同。有些人易于在生理上发生反应，像更易于感冒、头痛、血压上升，以及出现其他生理疾病。另外一些人则可能养成各种坏习惯，例如，猛抽烟、增加酒精和咖啡因的吸入、吃不健康的食品或是不再喜欢运动。而还有一些人则可能更多地反应在情绪上，例如：更加焦虑、压抑或易怒。要是你原本对社交场合就有紧张焦虑感，那么压力则很可能会引发你旧有的行为举动再次复发。

压力可能会增加个人的唤醒程度，因而呼吸急促、心率加快以及其他唤醒症状也都会更加凸显。当你面临生活中的压力时，平时看来还能应付的社交场合在此种情况下则会显得不可逾越。

大多数时候，压力引发的社交焦虑感只是暂时的。当压力减小时，焦虑感也会随之缓解。但是,如果你因为焦虑而又恢复以前的焦虑思维和回避行为,你将会发现即使压力不存在了,你的焦虑情绪也将持续下去。若生活中的压力引发了你的焦虑,你最好能回顾一下本书的相关章节,并且重新启用那些你第一次使用时就很奏效的策略。

遭遇新的或意外的挑战性社交情境

尽管你可能会认为自己已经克服了某种恐惧心理,但是这种恐惧有可能仍然存在,只是你一直都还没有遇到足具挑战性的社交场合。我们有一位病人最近就突然遭遇到了这种情况。在他父亲的生日聚会上,他必须致祝酒词,在毫无准备的情况下他显得非常紧张恐惧。为了克服在公众场合演讲时的恐惧,这位病人之前就曾进行过非常努力的训练。而且在经过几个月的练习后,他发现自己在各种会议上发言时不再感到不自在。他甚至能在几乎没有恐惧感的情况下为200多人做长篇演讲。但这一天,面对30多位熟悉的亲友,他突然被邀请为父亲的生日致辞,这使得他非常紧张。尽管他已经成功克服了在正式场合下演讲的恐惧感,但是他却从来都没有经历过像家庭聚会一样的非正式、私人场合。对他而言,当着亲戚朋友的面致词还是一个很陌生的场合,他以前从来都没有机会遇到过。

在令人畏惧的场合中经受打击

有时,在某个社交情境中经受打击会导致恐惧感再次来袭。例如,要是在某个演讲中听众对你特别冷淡、不友好;要是你遭到某个你在乎的人的拒绝;再或者,要是老板对你在某个会议上的表现提出严厉批评,你可能会发现当你再次面对这些场合时,你很可能更加紧张焦虑。事实上,要是你过去对某个特定场合有畏惧感,那么当你再次碰上类似场合的负面事件时,则更容易再次引起这种畏惧感。

如果你经历了你以前就很畏惧的场合的某件负面事件,那么最好的解决办法就是尽快地再次面对这种场合。要是你又采取回避策略,那么焦虑症反弹的可能性更大。除了让自己暴露在这种场合中以外,你可以通过对你所经历的负面事件用另一种非焦虑的方式进行诠释,来挑战你的焦虑想法。

避免恐惧感再次来袭

在掌握了如何在社交情境和表现情境中应付更加自如以后,尽管紧张焦虑情绪不太可能再次出现,但是没人敢担保你不再会有紧张焦虑感。尽管如此,我们仍然有办法帮助你尽量保持所取得的进步。

继续使用认知疗法和各种暴露策略

正如我们前面所讨论的一样,继续以非正式的方式挑战你的焦虑想法,并且不时地进行暴露练习将有助于你保持已取得的进步。同时我们也建议你时不时地温习本书中各个相关章节,以巩固你所学的知识,并确保自己没有忘记任何重要的指导原则。

在各种各样的场合中做暴露练习

若你在各种不同的情景中不断练习,那么你的收获将可能维持得更久些。例如,要是你很畏惧与人发起谈话,那么我们建议你,除了仅在工作时练习如何与人交谈外,还应在其他的各种场合练习如何发起谈话(例如,在家里、聚会上、公共汽车站、电梯里等)。

利用各种机会超量学习

超量学习包括:(1)在各种情境下不断进行暴露练习,以至于达到令自己厌倦并习惯成自然;(2)在比你日常生活中遇到的更加困难的各种情景中进行暴露练习。例如,如果你害怕在喝水时手会发抖,你可以练习故意让手发抖,以至于真的把杯里的水溅出来(确保玻璃杯里装的是水而非橘子汁)!不断重复这个练习直到你不再产生焦虑。或者,要是你害怕在与陌生人聊天时出一点小错误,你可以在与陌生人交谈时故意犯一些明显的错误。

超量学习被认为是一道保护墙,可以抵御畏惧感的反复发作。与自己通常所遇到的各种场合相比,在那些显得更具挑战性的场合中练习是有很多好处的。首先,在更具挑战的场合中练习后,你会不经意发现,应对那些挑战性不强的场合会显得更容易。其次,在更具挑战的场合中练习,将会进一步挑战你的焦虑想法。例如,如果你认识到即使是在演讲中你故意说错话,都没有什么大不了的,那么在你真正演讲时,也就不再那么害怕自己会犯小错误。最后,超量学习还可以使畏惧感的反复发作不会给你的生活带来严重损害。